動動手腳指
活腦不失智

認知症は自分で
治せる
脳の専門医が
考案した
「OK指体操」
のすごい効果

竹內 東太郎／著　楊鈺儀／譯

前言

就像本書主題所說「失智症是可治癒的」，而且是「靠自己（患者自己）的力量」。這麼一說，或許讀者有人會難以相信。

可是這並非只是說來寬慰人的，而是基於有多數患者案例的事實。

當然這並不是說能治好「所有認知症」或是「完全治好」。

但是**的確有相當的機率能「回復」「停止惡化」現有的失智症，並「預防」**。這些靠的都是患者自己的力量。

而這卓絕的力量，就是本書中所介紹到，我研究得出的「ＯＫ指體操」（參看第２、３章）。

也就是說，這是一本實踐性質的書，可以停止失智症的惡化、回復症狀，而且還能大為傳播給更多的人，這就是我出版本書最大的動機。首先希望大家能理解這點。

「ＯＫ指體操」只要活動到手指跟腳趾。**不論是高齡人士還是身體行動不方便的人都能做到，是非常簡單的運動。**

手指、腳趾影響到的大腦領域非常廣大，藉由活動手指腳趾，能更大、更有效地刺激腦神經細胞，有助大腦血液循環。

血液循環變好，就能活化對大腦神經細胞的氧氣與營養供給，衰竭的神經細胞運作也會復甦。這麼一來就能回復低下的認知機能。

雖是簡單的道理，但效果卻很好又很確實，能印證此事的病例也很多。

例如ＭＭＳＥ（Mini-Mental State Examination，簡短智能測驗，參看61頁。）是一個評估失智症的測驗。

以此為基礎，讓64名沒有失智症的高齡人士與48名被認定有輕度失智症的患者，於一年內持續每天進行「ＯＫ指體操」後出現了如下的結果。

・沒有失智症的人↓沒有發作失智症
・失智症患者↓不僅症狀未惡化，還有改善的傾向

而且在給家屬填寫的問卷中，也確認了有如下的正面改變（有重複的回答）。

「變健康了。笑容變多了。」（58件）
「走路變快了。」（52件）
「不再煩躁，變沉穩了。」（46件）
「（言行舉止等）變得很清楚了」（46件）
「對話變多了。」（33件）
「能處理自己的事情了」（22件）
「開始發展興趣。」（19件）

不論是哪種結果，都是靠著進行「ＯＫ指體操」，明確改善了症狀，同時提升了日常的生活品質。希望大家能知道這點。

其中，也能看到很多病例的回復情況非常好，連我自己都大吃一驚。

尤其讓我留下深刻印象的，是患有輕度失智症的S先生（男性・當時七十多歲）。

S先生雖是男性，卻很難得地喜歡夏威夷草裙舞，會很積極地參加大會等活動。但是自從他罹患失智症，急速降低了對各種事物的熱情，連對草裙舞也完全喪失了興趣。

他剛來看診時，完全沒表情，簡直跟戴上了能面*一樣。對於我提出的問題，也沒什麼反應。

直到S先生開始進行「OK指體操」，**臉上才又出現了生氣、會展露笑容，也會主動跟我搭話，大幅改善了症狀。**

然後，他終於主動地再次開始跳起草裙舞，也能出席一年一度的大會表演了。

*註：能面，日本傳統戲劇能劇中所使用的面具。

前言

果。

關於失智症的研究，比大家所想像的還更要有進展，而且也確實有出現成

我確信，「ＯＫ指體操」是其中一個有效的方法。我本身歷任過多間醫院的院長，長年站在臨床的第一線對抗失智症，能強烈感受到這效果。

此外，或許有件事大家不太知道，那就是原發性常壓性水腦症（請參考第6章）等失智症，**已經確認可以透過外科手術完全治好，有許多患者都因此得救**。

「失智症治不好」是過去的常識。只要閱讀本書，就能知道這點，也一定能湧現勇氣與希望。

東鷺宮醫院高次腦機能中心所長　竹內東太郎

第1章 正確理解失智症

第2章 自己治好失智症

第3章 7招圖解ＯＫ指體操

第4章 利用OK指體操改善認知機能的案例

第5章 遠離失智症的16個生活習慣關鍵字

第6章

原發性常壓性腦水腫可靠手術治癒

第1章

正確理解失智症

不要放棄改善症狀與阻止惡化

就算罹患失智症，也絕對不要放棄，因為我們能靠自己的力量改善症狀或是阻止惡化——。

我不斷傳遞這樣的訊息給患者及其家屬。

最大的根據就是下章會介紹到的「ＯＫ指體操」，但在此之前，我想要跟大家說一下我所見到的失智症現狀與問題點。

失智症最嚴重的問題就是照護。而需要照護的程度，主要是根據患者日常生活的自立程度分為五個階段。

一～二階段是以守護為主，雖然多少會影響到日常生活，但並不算太嚴重，然而，若是第三階段以上，照護的負擔會一口氣加重許多。

不只需要照護患者的飲食、如廁，不分晝夜的徘徊（在無意識下到處亂晃、走來走去）更是讓人得隨時緊盯不放。此外也有很多病例是會發出怪聲或是對照護者暴力相向。

若到了這地步，照護者的負擔與疲勞都會達至頂峰，居家照護會變得非常艱難。

而當居家照護達臨界點，將失智症患者送至安養中心的狀況，則是已經到達非常後期的階段了。

特殊老人安養中心費用負擔較低，因此排隊等著進入的人很多，即使是進入老年人保健護理設施或集體康復之家，或是需付費的老人安養中心，在費用以及收容人數上，也是一大難題。

日間服務或是短期照護雖能在一定程度上減輕負擔，但也有限制。

另一方面，失智症患者人數增加，從社會面來看，還會出現各種問題。例如近年來因高齡者危險駕駛所導致的事故就被視為是一大問題，像是踏錯煞車與油門、看錯紅綠燈與標誌、逆向行駛高速公路……。

根據日本警察廳的調查，在這十幾年間，因交通事故死亡的人數已有所減少，但另一方面，高齡者所引起的事故卻在急速增加。許多駕駛人都患有失智症這點，被視為一大問題。

失智症這種病，尤其容易讓大家有很不好的印象，或許是因為害怕自己未來也會患病。

不論是自己還是家人，只要罹患失智症就完了——。我可以清楚地對這些懷抱不安的人說：

請不要放棄。

進行「ＯＫ指體操」或是在日常中稍微花點心思，就可以預防失智症，而且就算罹患了失智症，也極有可能治癒。

真能做到這種事嗎？接下來讓我仔細說明其中理由與具體方法吧。

理解大腦傳遞資訊的構造

要理解失智症這種病，**首先要理解大腦的活動構造**。

我們的大腦是如何傳遞資訊的呢？首先來概略說明一下。以下有些不常聽到的專有名詞，所以或許會有些無聊。而且比起這些，或許大家會更想早點知道「ＯＫ指體操」的內容。

但是，我接下來要說明的內容，能讓大家更了解「失智症是能治癒的」，所以希望大家一定要看。

大腦最重要的工作是傳遞資訊，而這工作就由神經細胞（neuron）來擔任。我們人類的大腦約由一四〇億個細胞構成。其中有４％，約四～五億個是神經細胞，其餘大多都是神經膠質細胞，這些細胞是「支援部隊」，負責供給神經細胞營養。

大腦是由這些神經細胞一一連結起來，形成一個複雜的資訊網路。在各神經細胞的周圍，有如樹木枝芽般伸出無數分支的樹突。其中一支特別長的分支是軸突，其前後方連接有其他的神經細胞。這部分被稱為突觸（請參照下頁圖）。

我們透過眼睛看到、耳朵聽到、鼻子聞到所獲得的各種外部訊息（刺激），

大腦的構造與神經細胞

●大腦的構造

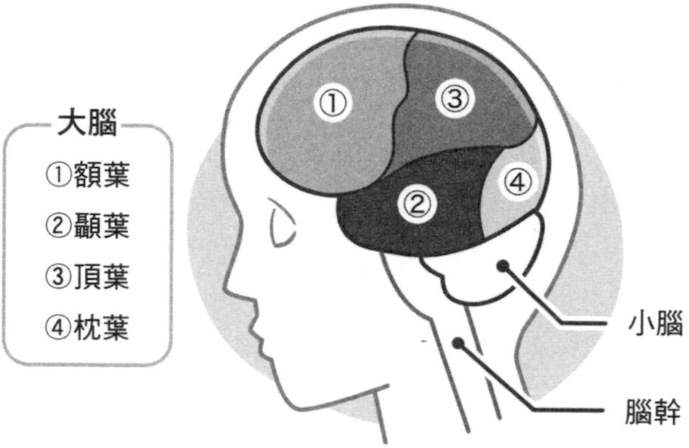

●神經細胞

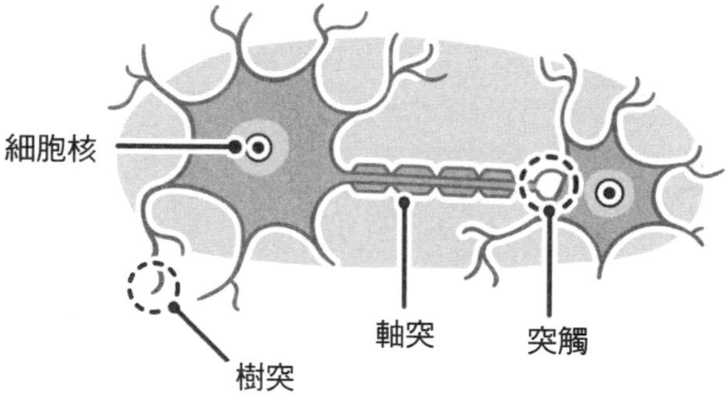

會通過軸突，藉由突觸傳遞給其他細胞。此外，由大腦下達的指令也透過相同的路徑傳遞至末端。

擔任傳遞資訊任務的，是協助感知資訊的能量源（ＡＴＰ）與神經傳遞物。兩者都是由神經細胞的作用而被製造出來的。

若用汽車來比喻，ＡＴＰ就是引擎。神經傳遞物則可以想成是讓引擎順利轉動的機油。

不論是ＡＴＰ還是神經傳遞物，都是神經細胞中粒線體這種細胞器官所製造。人體攝取到的葡萄糖（就像是汽車中的「汽油」）會被血液運送到這裡，然後藉由ＴＣＡ循環（檸檬酸循環）作用，生產ＡＴＰ和神經傳遞物。

在此，尤為重要的是，在ＴＣＡ循環的運作中，除了葡萄糖，氧氣（就像汽車的「電力」）也是絕對不可或缺的。

也就是說，若葡萄糖與氧氣這兩種要素不夠，大腦的運作會急速惡化。

還有一點很重要，神經傳遞物中，有些像乙醯膽鹼或多巴胺一類物質，體內生產量很少，必須透過外界補充。

以上兩點，是在第5章中談到「遠離失智症的生活習慣」的重點，請一定要記住。

誠如上述，處理資訊的神經網路系統構造是非常精密且微妙的。因此，**神經細胞一旦受傷或受到破壞，即便只是一部分發生異常，就無法順利傳遞資訊，或是受到阻斷。**

尤其與失智症有密切相關的海馬迴以及杏仁核兩部分。這兩部份位於大腦側面深處，有執掌記憶的神經細胞叢聚。

失智症就是神經細胞受到破壞所引起的疾病。首先希望大家知道這點。

神經細胞運作衰退的原因

接下來我們要來談談神經細胞受損的原因。

失智症依引發症狀的不同原因，被分為幾個大類，根據各不同特徵的症狀，治療方式也不同。

失智症的定義是「正常發育的各種精神機能因慢性減退、消失而導致無法自理日常生活、社會生活的狀態」。

一開始會出現的主要症狀是記憶力降低，隨著認知機能的惡化，也多會出現以下症狀。

- 失語……說話、聽話的語言機能降低。
- 失用……大腦雖理解，卻無法隨心所欲行動。
- 失認……無法好好掌握透過五感，如視力、聽力等所獲得的資訊。
- 執行功能障礙……計畫事物、建立順序以實行的機能低落。

失智症**可以分為兩大類，即「退化性」與「血管性」兩類**。

前者因退化會導致神經細胞大範圍死絕，是一種大腦會萎縮的疾病。後者則是大腦的血流惡化，導致部分神經細胞壞死的疾病。

不論是退化性還是血管性，同樣都是神經細胞運作麻痺，這即是導致失智症的直接誘因。但是，會演變至此的原因與過程則各不相同。

退化性失智症，舉例而言有「阿茲海默症」、「路易氏體型失智症」、「皮克氏病」等（詳見下文）。

另一方面，血管性失智症則有腦梗塞（腦血管堵塞的疾病）、腦出血等原因所導致的失智症，以及因頭部外傷後遺症，或是慢性硬膜下血腫、腦腫瘤、原發性常壓性水腦症（詳見下文）而導致血流障礙等。

各原因患者數的比例，血管性的為最多，約佔40％，其次退化性約佔30％，而原發性常壓性水腦症等則屬於「其他」。

近年來的趨勢特徵是阿茲海默症的退化性患者有顯著的增加。

順帶一提，「失智症」不是病名，正確來說是症狀名。如同前述，因各種原因導致大腦神經細胞受損，而出現的症狀總稱，就是失智症症候群。

主要的失智症種類與特徵

以下要介紹現在已為人所知的主要失智症特徵。

◆阿茲海默症

這是最多人罹患的失智症類型。由於年紀變大後就容易發病，因此年齡應該也是原因之一。

阿茲海默型失智症的發病指標為「β類澱粉蛋白」這類異常蛋白質沉積在大腦神經細胞中。

β類澱粉蛋白在神經細胞中會生出如斑點般的老人斑，因為不斷增加，壓迫到神經細胞，最終壞死。

不過，β類澱粉蛋白多是頂葉．顳葉的神經細胞退化後所形成。換言之，就像是會直接破壞神經細胞的「子彈」，但真正的根源——槍枝，也就是神經細胞退化的理由，至今仍不清楚。

由於原因不明，導致治療或改善阿茲海默症變得非常困難。

病患初期的症狀是不斷重複說同樣的話，出現妄想，比如認為自己東西被偷等。

最後，定向力障礙（失去時間或方向感）與徘徊等問題行動會增多，到了末期會變得無法與人交談或臥床不起。

此外，女性比男性的患者數更多也是一大特徵。

◆路易氏體型失智症

這是近年來新發現的失智症，因患者數增加而受到注目。

所謂「路易氏體」指的是神經細胞製造出的異常蛋白質。阿茲海默型是β類澱粉蛋白增加，這類型的發病原因，則是因神經細胞退化而使得路易氏體增加。

至今我們仍不清楚為什麼路易氏體會增加。與阿茲海默型一樣，這一點使得我們難以改善這疾病。

失智症可以分為兩大類

退化性失智症

- 阿茲海默症
- 路易氏體型失智症
- 皮克氏病（額顳葉型腦退化症）等

血管性失智症

- 中風後遺症
- 慢性硬膜下血腫等

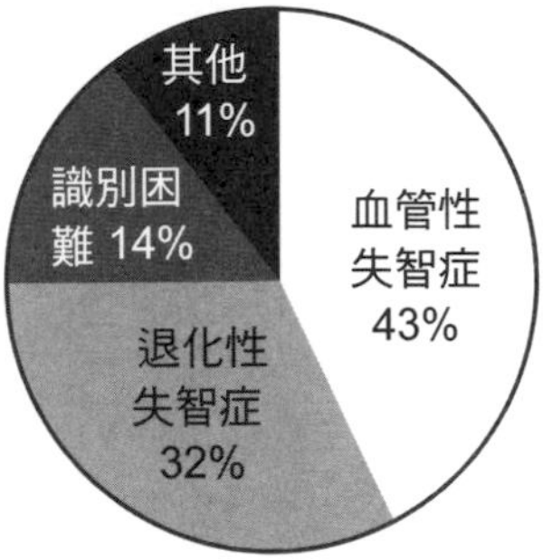

參考文獻引自２、７

其特徵是會重複一些症狀，像是看到本該看不見的東西（幻視）、認錯人（誤認）、睡覺時發出怪聲或躁動（睡眠時的異常行動）、憂鬱症等。

路易氏體型失智症的發病趨勢則是以男性較多。

◆皮克氏病（額顳葉型腦退化症）

這是大腦的額葉與顳葉萎縮而引起的失智症，所以也稱做額顳葉型失智症。

額葉主掌思考、情感、高等判斷。此外，顳葉則是辨識聲音，以海馬迴為代表儲藏記憶之處。

如此大範圍之處若萎縮，神經細胞機

能停止，症狀所擴及的範圍也會很廣泛。

尤其額葉萎縮所造成的影響很嚴重，會不斷做出在人前排便，或是隨便跑進別人家等非常識的行為。

除了腦萎縮的原因不明，也看不出像是阿茲海默症型那樣是因β類澱粉蛋白增加的病理性特徵，所以對於釐清疾病以及研究治療上又更加困難。

◆血管性失智症

這類型發生於腦梗塞或腦出血等，也就是中風後遺症。

大腦的血管堵塞，或是血管破裂出血時，傷害不會只停留在附近。分布整個大腦的血流若停滯，結果將無法供給氧氣與葡萄糖，神經細胞就會死亡。

因此，即便是與記憶無關之處的血管阻塞，也會引發失智症。

根據血流中斷的地方、範圍以及時間等各不同情況，危險度與症狀也不同，但不論是何種情況，最後都會因此導致認知機能低下，發生失智症。

腦梗塞除了會急性發作，也會發作慢性的小型梗塞，不論何者，都會成為罹患失智症的風險。

此外，因碰撞等造成包覆大腦的硬膜與大腦間產生血腫（積血）的「慢性硬膜下血腫」，以及頭蓋內異常增生細胞所導致的「腦腫瘤」也會壓迫大腦血管，造成血流惡化而出現失智症的症狀。

◆原發性常壓性水腦症

這種疾病是腦脊髓液（在大腦與蜘蛛膜之間流動的細胞外液）的吸收不好，流動停滯，造成腦室（大腦內部空間，充滿腦脊髓液）比正常還大。因腦脊髓液對大腦造成壓迫，而出現了各種障礙。

很多情況下，腦積水是因腦脊髓液的堆積導致腦壓上升，但有時候也會停在正常範圍，這就是原發性常壓性水腦症，是一種常在老年人身上可看見的疾病。

若是腦脊髓液的吸收低下，循環變差，大腦的血流就會停滯。最後，因為神經細胞的活性降低，就會引起失智症，可說是血管性失智症的一種。

其特徵為，出現外八般搖搖晃晃走路的步行障礙以及尿失禁。

其實我很早就開始專門治療原發性常壓性水腦症這個疾病。

這種病透過外科手術改善的機率非常高，有90％以上，也有很多患者出現了戲劇性的回復。

詳細情況我會在第6章中說明。

比診斷病名更重要的事

順帶一說，我在告訴患者診斷內容時，會盡可能不說具體病名。

即便是已經明白確認為失智症，我也會說是「輕微腦梗塞」或是「大腦的血液循環很不好呢」，告訴病患引起病症的直接原因。

理由是，我本身並不拘泥於一定要說出具體病名。

一般來說，醫師都會說出病名，這是醫師的工作，而且就某種意義上來說也是習性，所以說出病名或許是很理所當然的。

但是，**說了病名跟治不治得好是兩回事**，尤其像失智症這樣還有很多發病原因不明之處的疾病更是如此。

重要的是能改善現有症狀以及該如何治療，而不是說出病名。

失智症在很多情況下都是屬於混雜了好幾種疾病的「複合型」。這時，若限定在一種病名上，治療的視野會變狹隘，想法也很會僵化。我想避免這點。

還有另一個理由則是考量到患者本人以及家屬的心情。

過去，大家對失智症有種強烈的印象，亦即失智症＝老人癡呆。現在仍有很多人對「失智症」這個詞語懷抱強烈的否定感。若被診斷出罹患失智症，也極為傾向於盡可能不讓人知道。

這無關好壞，只是隨情感而做出的行動罷了。所以若硬要說出個具體病名來，反而容易傷害患者的自尊。

我的立場是，在身為一名醫師之前，作為一個人，應該要避免這樣的言行。

失智症與健忘症的界線在哪裡？

然而，「健忘症」很容易與失智症混淆。

「最近，老想不出人名，難道是失智症……？」不用擔心。大多數情況下，這頂多只是伴隨大腦神經細胞老化而來的自然現象。

那麼，健忘與失智哪裡不一樣呢？

用一句話來概括就是，健忘只是單純的老化現象。所有人上了年紀後細胞都會凋弊，各自負責的機能也會衰退。與機械一樣，長年累月下來後，機能會降低。

負責記憶的神經細胞也不例外，而該衰退所表現的形式就是記憶力，也就是記得、回想機能的衰退。

經常難以想起應該要知道的詞語、人以及物品的名字，之所以會出現不斷說著「這個、就這個」或「那個、那什麼」也是因為這個緣故。

另一方面，失智症則是大腦神經細胞本身或退化或受傷，導致喪失運作機能。健忘是現象，而失智則是疾病。這就是這兩者最大的不同點。

其實不論是健忘還是失智，就大腦機能來看，起點都是一樣的。也就是說，兩者都是會忘記「最近發生的事」，也就是從記憶障礙開始。

大腦的顳葉負責處理記憶的存取。不論是健忘還是失智，原因都是出在這個部分萎縮了。

不過，健忘的萎縮只會停留在那部分，但失智的萎縮則會進展到大腦其他地方。因此不只是記憶機能，還會出現各種症狀。

那麼，健忘與失智的症狀有什麼不一樣呢？

◆健忘有自覺，失智是沒有自覺的

兩者都會忘記最近發生的事，卻記得以往的事。

不過，健忘症有自覺，會想要記得，努力去回想。

另一方面，失智症的情況則是沒有自覺到自己記憶力低下。因此經常會發生明明是自己把東西收起來，卻懷疑「被人偷走了」的情況。

此外還會忘記才剛看到、聽到的事，或是自己才說過的話，不斷重複問、說同一件事。

在醫院，若患者自己說「會忘東忘西」，大多是生理上的健忘，但若是由家人表示患者「會忘東忘西」，則可懷疑是失智症。

◆健忘不會對日常生活造成妨礙，但失智症會

健忘的人雖然常忘東忘西，但自己的事可以自己處理，也就是說可以自立生活，幾乎不會妨礙日常生活。

相對的，若是失智症，則會對生活造成嚴重影響。患者無法明確認知日期、時間的經過，對時間的感覺也很薄弱。

隨著症狀的演進，連吃飯穿衣也無法自理，自立度大為降低。

◆健忘是緩慢推進，程度也每天不同。失智症則是快速且確實的在進行

健忘的情況會隨著年紀的增長而逐漸變多，但幾乎不會突然惡化。

另一方面，失智症的情況大多是突發性的，好像一夕間症狀就變明顯，就算是緩慢進展的情況，也不會依每天情況不同而有所改善，一定會隨時間惡化。

不過，所謂的記憶障礙會以多種形式呈現，很多時候連醫師也很難判斷。

此外，健忘的情況變多也是失智症的一個警訊，若感到不安，建議還是及早接受專科醫生的診察。

失智症的惡化過程

不論是哪種疾病，「早期發現，早期治療」都是最重要的，失智症當然也不例外。

即便是難以治療的退化性，若能早點應對處理，仍可以延緩惡化。若是血

一般失智症的徵兆

■ 不知道今天的日期
（特別是年分與月分）

幾年？
幾月？
日曆

■ 不知道回家的路

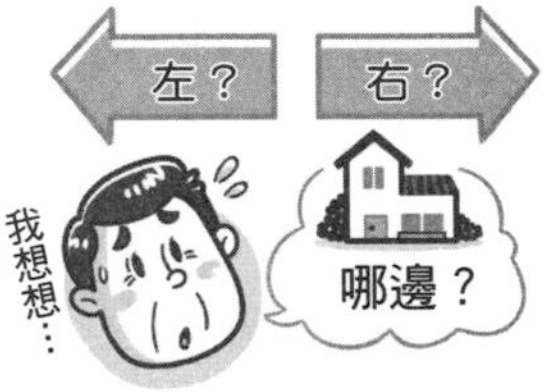
左？
右？
我想想…
哪邊？

■ 別人看來會覺得
「這人變了」

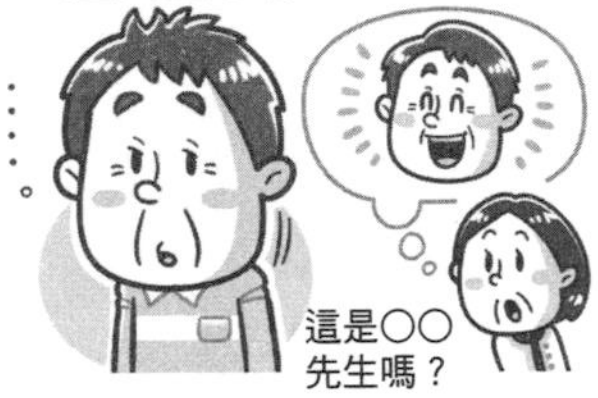
……。
這是○○
先生嗎？

■ 周圍人都覺得奇怪的事，
本人卻覺得沒什麼

無所謂
○○先生
最近
好奇怪喔…

■ 重複問同一件事

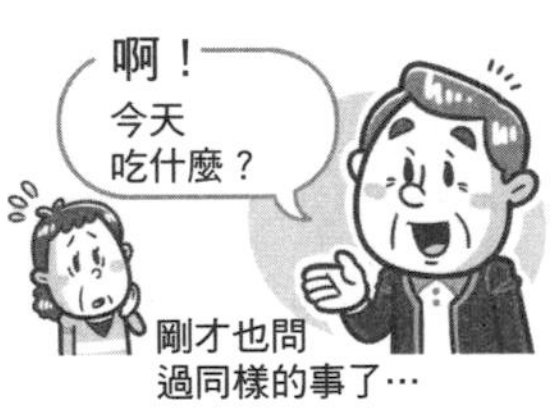
啊！
今天
吃什麼？
剛才也問
過同樣的事了…

■ 至今為止都在做的事卻不做了

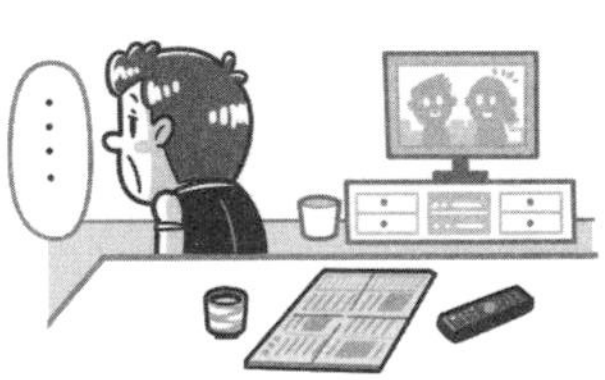
……

管性，趁腦梗塞還輕微時進行治療，就能抑制發病，也能提高回復的可能性。

此外，原發性常壓性水腦症只要在症狀出現的一年半以內進行手術，成功率極高。

為了能早期發現早期治療，家屬與周遭親友的「觀察力」，可說是肩負重任。

說起一般失智症的徵兆，若見到如下異常的言行舉止，請務必注意，有可能是失智症的危險信號。

- 不知道今天的日期（尤其是年分與月分）
- 不知道回家的路
- 別人看來會覺得「這人變了」
- 周圍人都覺得奇怪的事，本人卻覺得沒什麼
- 重複問同一件事
- 至今為止都在做的事卻不做了

失智症的惡化情況

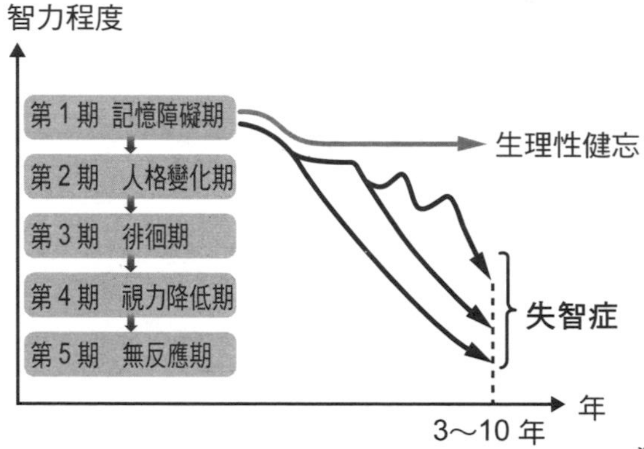

源自參考文獻2

健忘是大腦的萎縮僅止於顳葉，但失智則是從顳葉開始的萎縮，依額葉↓頂葉↓枕葉的順序擴大到其他地方。除了伴隨有記憶障礙，還會出現各種症狀。

失智症的惡化大致分成1～5期，從開始到第5期約會花上3～10年的時間。

●1期

屬於記憶領域的顳葉出現障礙，變得非常容易忘東忘西。

●2期

障礙擴及到掌管「像個人、有人味」的額葉，所以性格、脾氣會出現改變。鄰居或朋友、熟人之所以會說「最近那個人變了」也是這個原因。

具體來說，經常可以看到如下的變化。

「本來是很外向的人，卻變得完全不想外出。」

「不論做什麼都覺得麻煩，沒有力氣。」

「一點小事就驚慌失措、生氣、鬱悶，出現未曾有過的舉止。」

像這類性格上的變化，是因大腦的變化所產生，顯示出的狀態已經不是本人自己所能控制的。

●3期

接下來是頂葉受到侵害。頂葉是掌管確認人、物、地、時與計算之處。

因此，若此處出現障礙，將會搞不清楚自己周遭的環境，出現顯著異常的行為，像是徘徊亂走、妄想等。

●4期

接著，若掌管視力的枕葉出現障礙，視力就會降低，或是欠缺識物能力，因此會出現撞上家中牆壁或家具的情況。

此外，因為無法掌握距離感，造成無法順利抓取物品，或是想坐椅子時卻跌落在地上。

●第5期

最後，大腦整個萎縮，幾乎就不會對外界的刺激有反應。連詞語也僅記得寥寥無幾。

例如總是會說「好」。這句話通常是表現肯定，但在第5期階段中，這句話無關乎肯定與否，只是無意識順口說出而已。

然後終將變得完全無法說話，呆坐的時間也為變長。

大家應該能理解「失智症」的大略情況了吧。

那麼接下來將近入本書主題。

從下一章起，我將介紹本書的主旨，也就是「自己治好失智症」的方法與觀點。

第2章

自己治好失智症

極有可能治癒的失智症

首先，希望大家知道失智症中有「極有可能治癒的失智症」以及「難以治療的失智症」。

那麼，哪種類型的失智症治癒的可能性很高呢？

我在前一章中寫到，失智症分有兩個種類，分別是因神經細胞退化所引起的「退化性」以及因大腦血流惡化所引起的「血管性」兩種。

退化性有阿茲海默型、路易氏體型，以及皮克氏病。血管性以腦中風所引起的後遺症為首，就廣泛意義來說也包含因原發性常壓性水腦症所導致的失智症。

從結論上來說，**血管性失智症「治好的可能性較高」**。

為什麼血管性失智症能夠改善、預防，而阿茲海默等退化性失智症則較難呢？

因為血管性失智症發病的原因與經過都很明確。相對地，退化性的失智症則很遺憾地，至今還幾乎無法清楚知道其發病的原因。

說明這件事時，我經常會以「本能寺之變」來做比喻。

「敵人就在本能寺」——。這是日本戰國時代武將名智光秀決心討伐織田信長時，告知自家兵將的名言。

所謂的敵人，當然就是織田信長。光秀打倒了信長，即便是三日天下*，也曾經成功獲取天下，這是因為他知道敵人在本能寺，且守備不足。

我們可以試著把這情況放到失智症中來看看。失智症的情況是，「敵人」就是造成疾病的原因。

例如阿茲海默型失智症是如先前所寫的，根據有力說法，是因為神經細胞中β類澱粉蛋白這類蛋白質異常增加，造成大腦萎縮，破壞了細胞而發病。

但是，「為什麼β類澱粉蛋白會增加呢」，這個重要之處卻尚未釐清。

*註：三日天下，指明智光秀打倒織田信長獲取天下後不過短短十二天，就被豐臣秀吉給擊敗，喻其政權短暫。

有效的治療就是阻止造成萎縮的原因——β類澱粉蛋白的增加，但是因為不清楚產生這種狀況的原因，所以沒有對治的方法。

也就是說，是處於「不知道信長（生病的原因）是否在本能寺中」的情況下。這麼一來，是很難打勝仗的。

相對地，血管性失智症的情況是，已經明確知道原因是出在血流惡化而導致無法將氧氣與營養送至神經細胞，也明白到發病為止的過程。

因為知道了信長就在本能寺中，所以可以思考各種有效的進攻法（治療方法）。

至今治療這類失智症的方法都是以藥物為主流。失智症主要的用藥是「改善神經細胞本身活動的藥物」以及「改善大腦血流的藥物」，現在約有六種。不過，不是每一種藥都有一定有效的證據（科學根據），所以我不會積極使用（詳細請參考137頁）。

也就是說，很遺憾地，就現狀來說，無法對失智症藥物有很大的期待，但取而代之的，我致力於運動療法以及改善生活等，從其他方面來改善症狀。

其中，就有效性的觀點來看，我非常想推薦給大家的就是本書中所介紹的「OK指體操」。

讓大腦打造新的神經迴路

先前已經告訴過大家，血管性失智症「極有可能治癒」，以下是關於改善及預防的全重點。

「如何提高大腦血流，活化對神經細胞氧氣與葡萄糖的供給，並維持、強化該活動——」

為此，重要的是「**打造新的神經迴路**」，**取代附近神經細胞受損而無法運作的神經迴路**。

一般道路也是，在有交通事故或是施工而無法通行的道路旁會設置有繞行路線。在大腦內也可以進行相同的事。

或許會有人不解「可以做到這種事？」當然可以做到。而且在我們的臨床上也明確表示，實現的準確率很高。

方法非常簡單。**只要透過「ＯＫ指體操」活動手指腳趾，刺激大腦即可。**

透過「ＯＫ指體操」改善大腦血流，打造新的神經迴路（傳遞資訊的道路），認知機能就能恢復。

首先，大腦的血流改善，能活化神經細胞，這個原理是很清楚的。請各位回想一下前章「理解大腦傳遞資訊的構造」一項中所說過的。

攝取入體內的葡萄糖與氧氣會隨著血流被運送到神經細胞。

然後會在能源製造工廠（ＴＡＣ迴路）歷經各種化學變化的工程後，能源（ＡＴＰ）就誕生了。這分能量會成為神經細胞重要活動，也就是傳遞資訊的原動力。

那麼，在神經細胞原動力的ＴＣＡ迴路很活潑運作的同時，還有一個角色不能忘記。那就是「血液」。

不論攝取進多少葡萄糖與氧氣，若搬運這兩者的血流停止了，ＴＣＡ迴路

恢復認知機能的機制

■ 用OK指體操活動手腳的指頭

■ 改善腦內血流

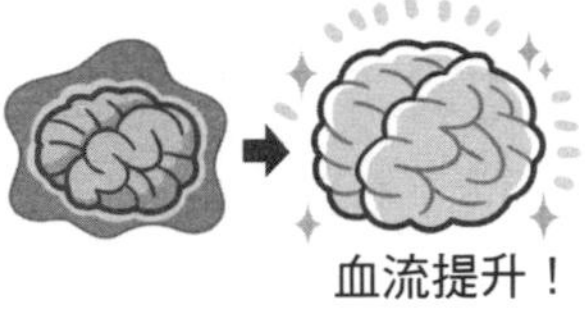

■ 打造新的神經迴路（傳達資訊的道路）

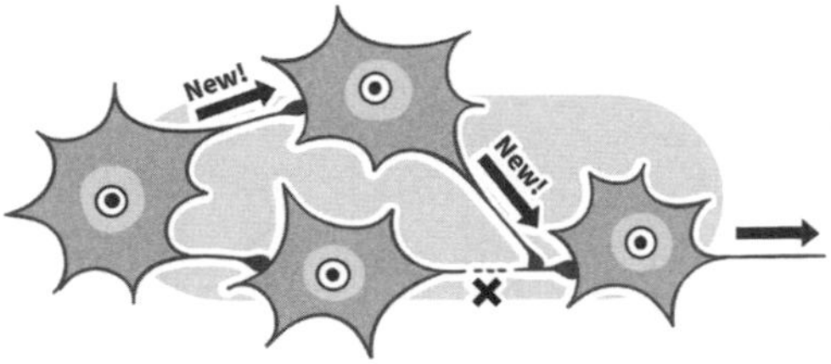

■ 恢復認知機能

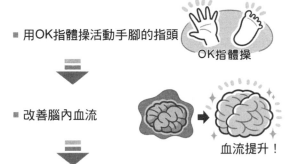

的工作就會立刻停止。

當然，神經細胞的活動會變差，傳遞資訊便不會順暢。腦梗塞（大腦血管堵塞的疾病）等血管性失智症也是因為這樣的機制而發病。

那麼，在此或許大家會有如下的疑問。

「就算改善了大腦血流，死去的神經細胞也無法復活嗎？」

沒錯，但無須擔心。**在這種情況下，被稱之為「代償機能」的機能會很活躍。**

我們能透過肌肉得知代償機能的作用。這個作用是，某部位的肌肉無法活動時，鄰近的肌肉會取而代之活動。

在大腦中也有這個機能。

例如透過運動刺激活動手指的一個神經細胞時，周圍的血流就會增加。若血流增加，供給給細胞的葡萄糖與氧氣也會增加，周邊一帶的細胞TCA迴路就會很有活力地運轉起來。

若作為能源的ATP被大量製造並提高活性，就能活化因受傷而導致機能降低的神經細胞。

最後受傷的原神經細胞本身不僅能取回活力，甚至可以傳遞資訊給附近其他的神經細胞（參照49頁圖）。

也就是說，**同樣是傳遞資訊的神經細胞重生了**。

這就是「神經細胞的代行、繞行機能」。愈是提高這樣的繞行機能，大腦的認知機能回復愈好。

指頭的活動可以刺激大半的大腦

「ＯＫ指體操」如其名所表述，指的是手腳，尤其特指指頭的活動。為什麼彎曲、打開、伸展以活動指頭是最大的重點？以下將詳細說明。

說起「潘菲爾德的腦地圖」，可說是腦外科醫生無人不知的有名研究。

這是一九五〇年代加拿大的腦神經外科醫生懷爾德・潘菲爾德（Wilder Penfield，一八九一～一九七六年）研究身體各部位與大腦領域的關聯，詳細繪製所得出。

潘菲爾德直接用電極刺激大腦，驗證哪個部位會有反應，之後，單光子電腦斷層（SPECT，用斷層畫面來看血流增減的機器）被開發出來，從身體部位方檢測大腦有反應的範圍，結果也證明了他的正確性。

研究更加邁進，現在連非常細微的關係，像是「向後彎曲左手食指，會刺激大腦的這個範圍」等都很明確了。

若依此來看，**與手腳活動相關的大腦領域，竟占有大半以上**。

尤其，掌管記憶的顳葉與掌管思考、判斷的額葉，兩個部位中的刺激領域很廣，就「治療失智症」的觀點來說，有很大的意義。

也就是說，若活動手腳的指頭給予大腦刺激，神經細胞的代償機能（打造繞行）會更活躍地進行。

實際上，拍攝進行「OK指體操」的大腦影像時，可以發現，約有一半範圍的血流受到刺激而提升。

用OK指體操提升大腦血流的狀況

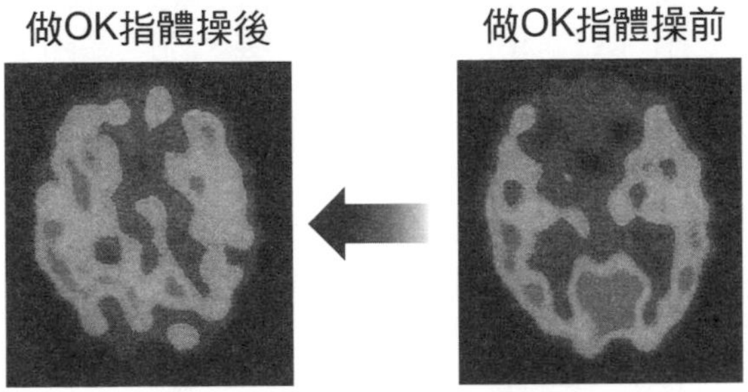

可以看出改善了大腦大範圍的血流
（淺色區域表示血流良好）

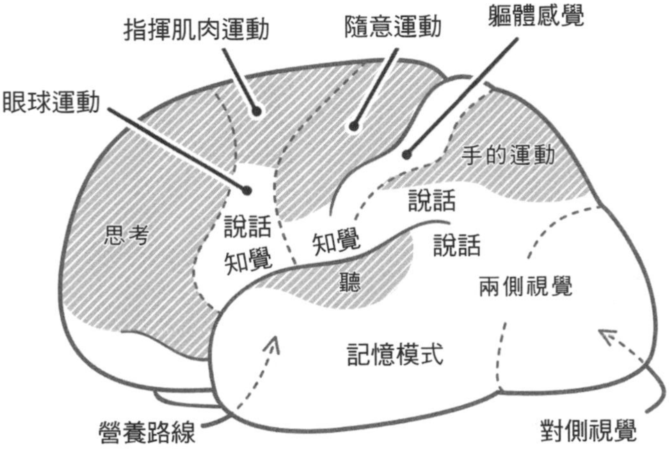

OK指體操刺激了大腦的斜線部分

順帶一提，手是人類最初獲得的工具。

壓、捏、拍打……，之所以能做出這麼多樣的動作，是因為人體有許多細小的肌肉。

不論哪個部位，都是藉由許多肌肉的運作才能動起來，手的動作更是遠多過其他部位，與五十處的肌肉相關。

這些細小的肌肉一根根都與大腦神經細胞相連結，所以透過手指體操所造成刺激的大腦範圍當然很廣。

腳趾的情況雖不如手指，但只要多做「張開」「閉合」「前屈」「後彎」等細微的動作，就能加深與大腦的聯繫。

「ＯＫ指體操」是藉由手指腳趾進行各種動作，將手指腳趾的特性做最大限度活用的體操。

此外，「ＯＫ指體操」不只能改善大腦血流，同時還有其他效果，以下我想做個補充。

其一，藉由輕微運動而造成適度的疲勞，可以讓人睡得更好。

失智症多伴隨有睡眠障礙，而這容易引起晝夜顛倒的情況。在第5章也會談到，要改善失智症，睡眠品質很重要。

此外，透過運動也能有效提升積極的心態。積極度愈是提升，相反地，壓力就會減少。壓力是血流的大敵，所以只要減少壓力就能幫助改善、提升大腦機能。

也推薦給阿茲海默症

讀到此，或許有人會有以下的疑問。

「我已經知道ＯＫ指體操改善血流的效果了。但若是針對血管性失智症，比如阿茲海默症以及路易氏體型有效嗎？」

老實說，像是這類退化性失智症，依現在的醫療，要用藥治療很困難，也很難說能像血管性失智症那樣，用「ＯＫ指體操」或改善生活習慣來治癒。

即便如此也不要放棄。因為即便被診斷為是退化性失智症，只要詳細查一下就會知道，其中還包含有腦中風以及原發性常壓性水腦症等原因。

不論是什麼疾病、什麼症狀，原因都不會只有一種。除了主因，還有很多原因助長症狀。

換言之，我認為失智症中也不少mixture（混合型）的病例。

我還想補充另一點。

失智症的診斷以症狀的問診、影像檢查、血液檢查、MMSE（簡短智能測驗。詳見後述）為首的認知機能檢測中，雖會做出綜合的評價、判定，但這其實頗為複雜困難，有時還含糊，很多時候也很難確定病名。

即便如此，有些醫師難以開口說出「病名不詳」，所以會給出一個最有可能的病名。但是之後發現出錯的例子也不少。

也就是說，**就算被診斷為阿茲海默症，其實仍有可能是血管性失智症**。

我自己曾有過如下的經驗。

患者O先生（時年58歲），在其他醫院被診斷為阿茲海默症。

O先生以前是漁夫，但現在卻不知道該怎麼開船、忘記了每天都會唱的〈素蘭節〉（ソーラン節）*歌詞、多年來喜愛的將棋也不會下了、失禁，他出現了這些顯著的症狀。

發病後約一年多，他經友人的介紹來到我們醫院看診。O先生在看診中也一直發呆，就算和他說話，他也幾乎沒有反應。

從結論來說，O先生不是罹患了阿茲海默症。

依照問診以及檢查結果所得，我的看法是，有極高可能性是腦脊髓液（流經大腦與蜘蛛膜之間的細胞外液）流動惡化的血管性失智症——原發性常壓性水腦症。

因此，我為他進行了引流手術（參見第6章），並讓他持續進行「OK指體操」等的復健，O先生的症狀大幅改善。

手術後沒多久，他自己主動來向我打招呼，且重新開始開心唱起以往常唱

*註：〈素蘭節〉，北海道民謠。

的〈素蘭節〉。

出院後，根據他的家人回報，他從本來一直臥床不起的狀態，改成坐輪椅移動，日常生活也變成了半照護，大為減輕家人的負擔。

此外，O先生似乎也回想起將棋的下法，經常與兒子在棋盤上較量輸贏。

當然，混合型疾病不僅限於原發性常壓性水腦症，也包含有腦梗塞以及腦腫瘤。

不論是何種情況，**混合型疾病若能藉由手術、運動療法或改善生活習慣而能改善，失智症也就有回復的可能。**

即便只是改善症狀的20％或30％，都能減輕周圍親友的照顧負擔，也能提升本人的生活品質。

絕不要放棄，去追求各種可能性——以這樣的心態與失智症戰鬥是最重要的。

經一年研究調查，明顯出現改善效果！

一旦罹患失智症，就會變得討厭活動，接著腳力、腰力都會弱化，最後變成想動也動不了，很多時候都躺著不起。

若不活動身體，大腦就不會受到刺激而一直處於休息狀態，大腦機能又將更為下降。

這樣的惡性循環會不斷使失智症惡化。

「OK體操」會「暫緩」這個惡性循環，在給予大腦有效刺激的同時，也能回復弱化的腳力、腰力。

O是日文「音樂」的首字母*1。K是日文「訓練」與「健康」的首字母，也是期望患者的症狀能「改善」與「幸福」而命名*2。

*註1：日文中，音樂的發音為「onngaku」。

*註2：日文中，「訓練」的發音為「kunnrenn」；「健康」的發音為「kennkou」；「改善」的發音為「kaizenn」；「幸福」的發音為「kouhuku」。

當然，不只是期望而已。ＯＫ指體操在實際的臨床上被證實確實「有效」（日文發音為「kouka」）。

請把ＯＫ想成是英文的「ＯＫ」，這也包含有「這樣就沒問題了！」的意思。

我是在二〇一〇年產生「ＯＫ指體操」的構想。此後，我便以來院被確診為失智症的患者，以及因其他疾病來看診的高齡患者為對象，積極指導他們把ＯＫ指體操當成每日運動。

其結果就如同我在「前言」所說的一樣，在以評價失智症症狀的國際標準ＭＭＳＥ（簡短智能測驗）為基礎的驗證資料上，出現了顯著的成效。在此，讓我再詳細介紹一次。

ＭＭＳＥ是以口說方式，滿分30分的問答形式來進行，評價的標準如下（參照左頁）。

【30～25分】正常

【24～22分】疑似有失智症

【21分以下】極有可能為失智症

簡短智能測驗（MMSE）

- 今年是幾年？
- 現在是什麼季節？
- 現在大概是幾點？
- 今天是幾月？
- 今天是幾號？
- 這裡是哪個縣市？
- 這裡是哪個區（哪個鄉鎮，哪個里）？
- 這裡是什麼醫院？
- 這裡是幾樓？
- 這附近叫什麼？（公車站牌等）
- 請記下三個單字並重複
  （例如：櫻、梅、貓、狗、火車、汽車）　※正確數×1 分
- 請從 100 開始逐漸減去 7　※正確數×1 分
  100-7　＝93-7　＝86 － 7　＝79-7　＝72-7 ＝
- 請重複現在我說過的話
  「大家合力拉繩子」
- （放兩張大小不同的紙）請照著我現在說的做
  ①拿起小張的紙　②折一半
  ③請放在大張紙的下方　※正確數×1 分
- 請照著畫如下的圖形

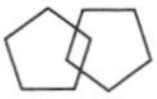

- 請寫下任何一段文字
- （讓對方看「閉上眼睛」）請照著所寫的做
- 剛才記住的幾個單詞是哪些？　※正確數×1 分
- （讓對方看時鐘）這是什麼？
- （讓對方看鉛筆）這是什麼？

答對（1 分）答錯（0 分）

合計　分／30 分

我請健康的正常人（男性42名，女性22名。平均年齡為59.2歲）以及MMSE得分10分以上、確認有輕度失智症的48名患者（男性28名，女性20名，平均年齡62.1歲），每日實踐「OK指體操」。

接著，一年後再進行一次MMSE的檢測，出現了以下的結果。

・健康正常人的平均值於調查開始時為26.2分，一年後為25.7分

・失智症患者的平均值於調查開始時為16.2分，一年後為20.4分

健康正常人的認知機能幾乎沒什麼變化，也沒有出現新的失智症發病者。**另一方面，被確認為失智症的患者數值則提升了4.2分。失智症不僅沒有惡化，還可見到明顯的改善傾向**（參照左頁圖）。

此外在這項調查中，也對雙方組別的本人以及家屬們實行問卷調查，主要是關於其自覺或客觀上的症狀變化。

其結果接近於如下的回答。而且回答者在112名中有82名（回答率73.2％）。括弧中的回答數包含重複回答。

持續 1 年「OK指體操」後

失智症狀態的檢測結果

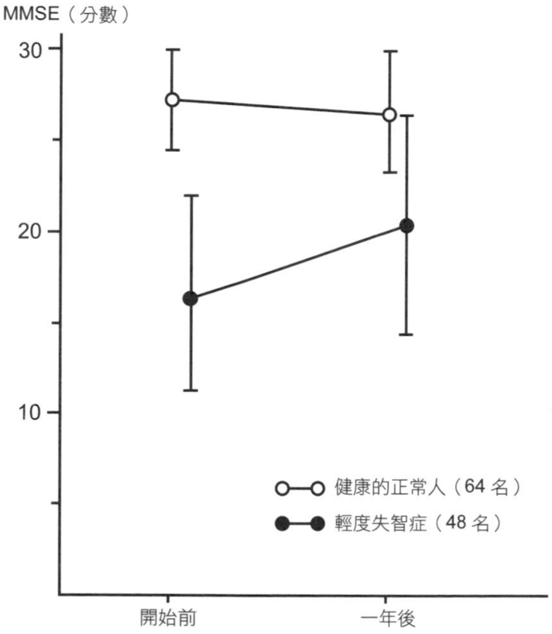

評估標準

【30～25 分】正常

【24～22 分】疑似有失智症

【21 分以下】極有可能有失智症

健康的普通人沒有出現新的失智症發病患者，輕度患者則可見症狀有改善的傾向。

「變健康了。笑容也變多了。」（58件）
「走路變快了。」（52件）
「不再煩躁，心情穩定多了。」（46件）
「（言行舉止等）很俐落。」（46件）
「話變多了。」（33件）
「自己的事情能自己處理了。」（22件）
「開始做感興趣的事。」（19件）

從這樣言行舉止的變化也能明確看到，「ＯＫ指體操」可明顯提升日常生活的品質。

搭配音樂的相乘效果

先前也提到過，我是在二〇一二年，於之前服務的醫院中構思出「ＯＫ指體操」。

我的專長是原發性常壓性水腦症，這類型的失智症可藉由手術而出現戲劇性的好轉。患者回復到以前的狀態時，家屬們都極其喜悅。

不過，看到了這樣的情形，就讓我想起了為難以改善的失智症所苦的病患們。我總是會在腦中縈繞著這樣的想法——有沒有什麼方法可以稍微改善或是停止惡化呢？

最後我覺得運動療法是有可能的，雖然我在臨床上開始指導病患，但現在還沒有出現效果。

這時候，我想起了以前從朋友醫生那裡聽到的事。當時一位朋友在照護老人的安養設施中擔任負責人，他說：

「在我們的安養設施中，會讓老人們將手伸入裝有米糠的袋子中做復健運動，這種方式似乎對失智症也很好。」

我想到這段話時，腦中突然閃現一個想法。

「原來如此，是手指運動！」

此前雖然都說運動對失智症很好，但沒有特別具體的方法，幾乎都是很籠統的指導。我也經常會有疑問。

因為是用手搓揉米糠袋，所以尤其是針對手指的運動。先前已經說過，就解剖學上來看，手指的運動範圍占了大腦的大部分。

我想著——這麼一來，**只要將手指運動特殊化，是否就能給予大腦更大的刺激，獲得更顯著的效果呢？**

雖然搓揉米糠袋也不錯，但製作起來很費功夫，不論是患者還是家屬雙方都不太願意。

因此我想到：「是否有可以不使用工具，只要動手指就能有效的運動法呢？」我參考了復健專家等人的意見，最後想出來的就是「ＯＫ指體操」。最終我還加入了腳趾的體操。

幾年後，我又在「ＯＫ指體操」中加入了音樂。

手指腳趾體操的效果穩步而順利地出現了，但不久，我卻為某個問題而煩惱。失智症還有個特徵是積極性的減退，就算開始做「ＯＫ指體操」，最終也會厭倦，途中就放棄的患者尤為顯著。

因此我想到了「搭配音樂試試看」。

詳細部分我會在下章做說明，**但加入音樂以提升患者的動力（附加動機），竟發揮了意想不到的效果**。不只如此，最後我們還發現，其對於大腦的刺激也有相乘效果。

運動手指腳趾所引起的刺激，雖只會在大腦中央的運動區進行處理，但進入耳朵的音樂資訊，卻主要是位在大腦側邊的顳葉來處理，附近還有職司記憶的海馬迴。

也就是說，藉由活用音樂，不僅能擴大對大腦的刺激，也會產生提升血流的相乘效果。

且相乘效果不只如此，在「ＯＫ指體操」中，將手指握拳再伸展，這個動作需要大腦做出判斷，此時就能刺激到位在大腦前側、掌管判斷的神經。

就像這樣，「ＯＫ指體操」期望能從各個角度盡可能大範圍地刺激大腦，我認為這就是確實與失智症改善效果有關的力量。

我還想特別提出「ＯＫ指體操」的另一個重點。

那就是，即便是腰腿沒力的老年人也可以坐在椅子上做，是非常簡單、完全不吃力的運動。

雙腳行動不便的人，也可以只動手指。手指比腳趾更能刺激較大範圍的大腦，即使只有動手指，也能得到十足的效果。

而且一輪只要十分鐘，作為運動來說，是沒有負擔又不會膩的時間長度。

不論是多有效、多有意義的運動，都不可能在一朝一夕就獲得成果。唯有每天一點一滴勤奮地持續下去，才能有所收穫。

ＯＫ指體操在老人安養中心大受歡迎

最近出現有老人安養中心活用「ＯＫ指體操」作為入住者機能訓練的一環。位於日本埼玉縣久喜市附照護的付費老人安養中心「Best life久喜」就是其中之一。

該設施於二〇一四年開幕。現在有六十～九十多歲的52名入住者，其中兩到三成的入住者需要照護。

他們從二〇一七年五月導入「ＯＫ指體操」。導入契機是該設施的入住者於本院接受診療時，我給了他們大腦復健用的「ＯＫ指體操」ＤＶＤ。

關於「ＯＫ指體操」，設施負責人這麼跟我說。

看了ＤＶＤ的第一印像是體操內容不難，配合著歌曲來做似乎也很開心。

現在本所沒有專職的機能訓練人員，但有了這個ＤＶＤ，所有人都能做，所以想和大家試試看。

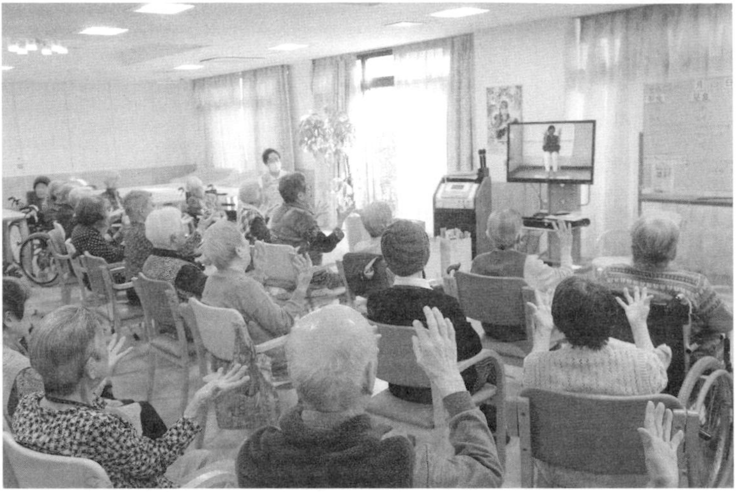

專心進行OK指體操的入住者們。

後來，每天下午兩點開始娛樂活動前，會做之前一直在做的廣播體操，之後再接續ＯＫ指體操，結果很令人驚訝，大家的反應都很好。

本所的活動都會以入住者本人的意思為優先，不會強制。但是，做「ＯＫ指體操」時，不用特別通知，大部分的人都會參加，成了受歡迎的娛樂活動之一。

我認為受歡迎的理由是，配合音樂比較能引起動力。竹內老師推薦的日本老歌《蘋果之歌》，老年人也很熟悉。其實**有很多人都會小聲哼唱歌詞，很開心地做著體操。**

此外我認為這個體操能帶來成就感。結束後有人會很開心地說：「這個運動好難喔。可是我做到了！」覺得仍有自己能做到的事，因而能帶給大家自信與鼓勵。

我觀察了「ＯＫ指體操」用來預防以及抑制失智症的情況。看到大家的樣子後，就這層意義上來說，似乎頗值得期待，**導入ＯＫ指體操真是太好了**。

我聽到也非常高興。期望今後導入「ＯＫ指體操」的養老院會愈漸增多。

那麼下一章我將詳細介紹「ＯＫ指體操」的做法。

第3章

7招圖解OK指體操

隨著節奏，活動手指與腳趾

【手的OK指體操】

①手指伸屈運動

⑴雙手伸直到胸前，手心朝向前方，五指輕輕張開。

⑵保持大拇指伸展不動，大拇指以外的四指先彎曲，再展開。重點是確實伸展彎曲的手指。

※彎曲又伸展算一次，兩手同時重複進行12次。

②手指開閉運動

⑴雙手伸直到胸前，手心朝向前方，手指併攏。

⑵開闔五根手指的指縫。張開時盡可能張大成扇狀，閉起來時，指間要確實靠攏。

手的OK指體操

❶手指伸屈運動

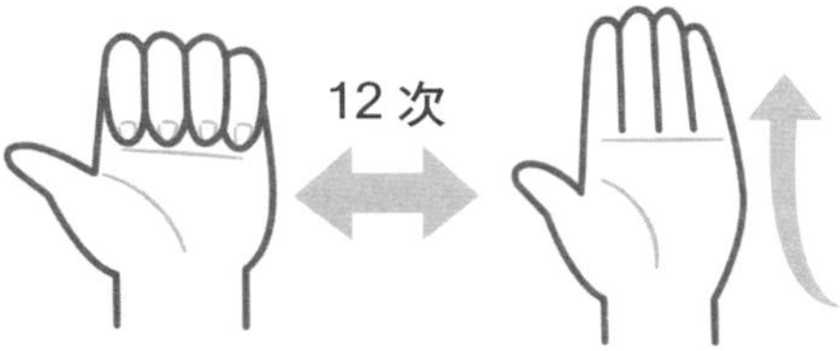

大拇指以外的四指先彎曲再伸展。
雙手同時重複做 12 次。

❷手指開閉運動

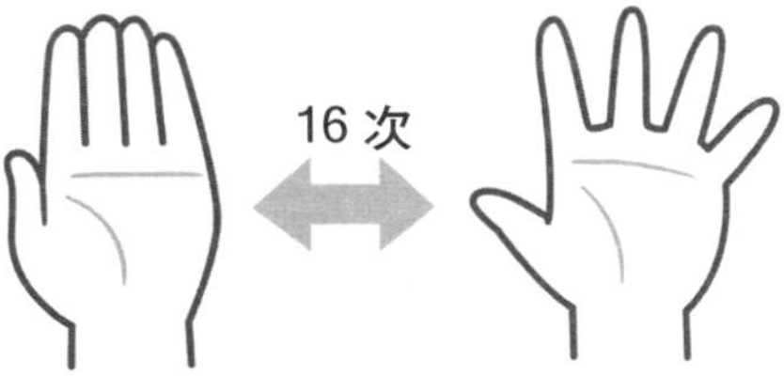

五根手指指縫又開又關。
雙手同時重複做 16 次。

日文影片　中文影片

可以透過影片觀看「ok 指體操」的做法。
請使用手機讀取條碼的功能，
掃描左邊的 QR code 以取得連結。

※打開關閉算一次，兩手同時重複做16次。

③手的閃耀星星運動

(1)雙手伸直到胸前，手心朝向前方，手指輕輕打開。

(2)放下肩膀與手腕的力量，翻轉手軸使手背轉向外，再轉動手使掌心向外（手背面對自己）。

※手心手背翻轉各一下算一次，兩手同時重複做12次。

④手推伸運動

(1)雙手握拳，放在胸前兩側。

(2)手心一邊向前打開，一邊朝前方伸展，再回到原狀。打開手指時，要確實伸展手指。

※伸出、回復原狀算一次，兩手同時重複做8次。

手的OK指體操

❸手的閃耀星星運動

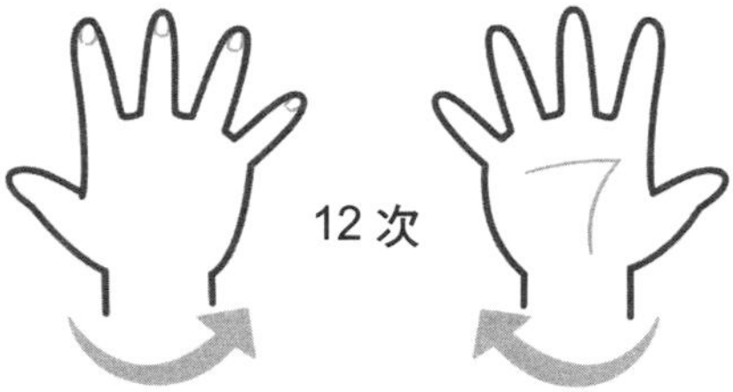

手心手背翻轉各一下。
雙手同時重複做 12 次。

❹手推伸運動

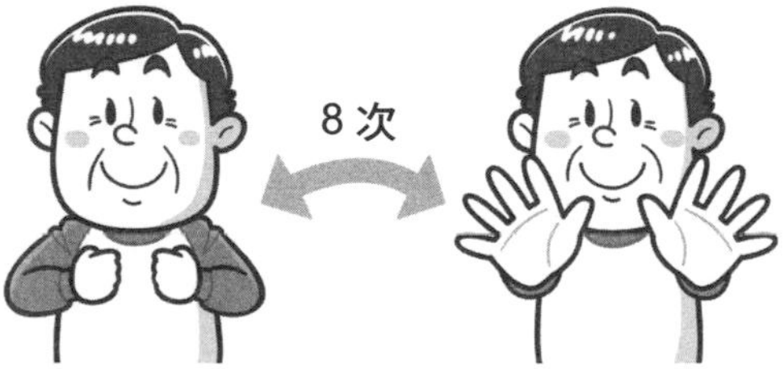

雙手握拳放在胸前，手心張開、手臂往前伸展。
兩手同時重複做 8 次。

【腳的ＯＫ指體操】

⑤腳趾伸屈運動

⑴坐在椅子上，腳後跟著地，雙腳腳尖略為抬高。

⑵彎曲、伸展腳趾。確實將腳趾伸展成扇狀。

※伸屈合起來算一次，兩腳同時重複做16次。

⑥膝蓋伸屈運動

⑴坐在椅子上，以膝蓋為支點，將一隻腳往前抬高伸直。腳抬高時趾尖朝上。理想情況是將整隻腳往上提到與地板呈水平的一直線。

⑵腳放回地上，同樣將另一隻腳往前抬高伸直。雙腳交互進行。為了讓手方便支撐，可以將手背在後面，或是放在椅子兩側都可以。

※左右腳各做一次算一組，交互重複做6組。

腳的OK指體操

❺腳趾伸屈運動

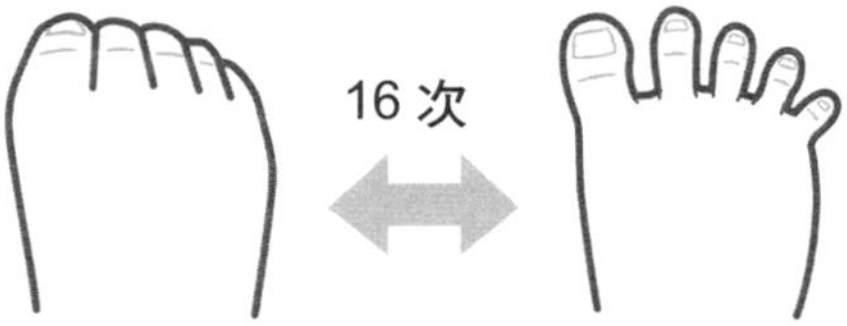

彎曲伸展腳趾。雙腳同時重複做 16 次。

❼踏腳運動

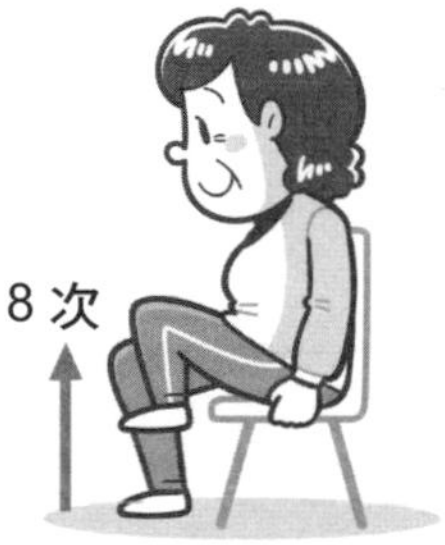

坐在椅子上，提起一腳大腿，再換一腳。交互重複做 8 組。

❻膝蓋伸屈運動

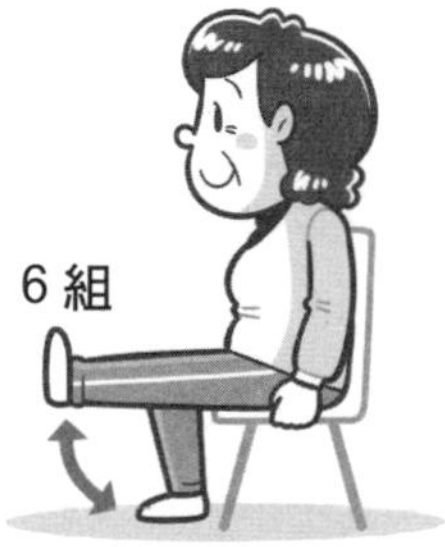

坐在椅子上。一腳往前伸，再換一腳，交互重複做 6 組。

⑦踏腳運動

⑴坐在椅子上，單腳大腿上提。理想情況是提高到約肚臍的高度。

⑵腳放回地上，同樣將另一隻大腿上提。為了讓手方便支撐，可以將手背在背後，或是放在椅子兩側都可以。

※左右腳各做一次算一組，交互重複做8組。

做①～⑦的體操，可搭配喜歡的音樂，有節奏地來進行吧。

在我們的復健訓練中，經常會使用日本演歌《蘋果之歌》。這首歌是由並木路子所唱，在第二次世界大戰後甚為流行。

在日本，所有年長者都知道這首歌，而且節奏不快也不慢，正好適合「OK指體操」的運動。也可以換用節奏輕快的兒歌。

♪嘴唇靠近紅蘋果　沈默地望著藍天

《蘋果之歌》（作詞・Hachirou Satou、作曲・萬城目正）

蘋果什麼都沒說　我卻清楚知道蘋果的心情
蘋果可愛呀　可愛呀蘋果
♪那位女孩是個好孩子　是性格很好的女孩　很像蘋果的可愛女孩
不知是誰說出了令人開心的傳聞　還打出了輕輕的噴嚏
蘋果可愛呀可愛呀蘋果
♪早晨的招呼　傍晚的道別　向令人憐愛的蘋果低聲私語
不說話微低著頭　一臉作夢的模樣　說出明天再見
蘋果可愛呀可愛呀蘋果
♪來唱歌吧　唱蘋果之歌　兩人一起唱的話會更有趣
大家一起唱的話　會更開心　蘋果的心情傳遞出去了嗎？
蘋果可愛呀可愛呀蘋果

（JASRAC 出 1800799-801）

《蘋果之歌》有四段，做體操時，可以如下的方式進行。配合歌曲的第一段進行手的ＯＫ指體操（①～④），再配合第二段進行腳的ＯＫ指體操（⑤～⑦）。

然後於第三段（①～④）第四段（⑤～⑦）再回頭重複做一遍。

最後一共進行兩組①～⑦的各體操，所需時間花不到五分鐘，就算是年長者來做也不會有負擔，反而可以適度運動，給予大腦與身體更好的刺激。

各位可以用手機的條碼讀取機能，掃描75頁的QR code，就可以連結到網路影音網站「YouTube」看到實際做體操的樣子。請觀看影片記住動作吧。

另外，**也可以選擇自己喜歡的音樂或是播放常聽的歌曲ＣＤ**。請盡可能選擇容易配合體操的輕快音樂，例如《茉莉花》、《小星星》等。

順帶一提，我們也經常使用藤山一郎先生唱的知名歌曲《青色山脈》。這首歌在老年人中也很紅，台灣有台語版。（可上You tube搜尋）

選擇《蘋果之歌》以及《青色山脈》是因為節奏適合「ＯＫ指體操」，老年人也很容易抓住韻律。

此外，聽熟悉的歌曲比較會引發動力，能一邊哼歌一邊開心進行也是一個重點。實際上，有很多在實踐體操的人都會跟我們說：「因為歌曲好聽，所以能持續做下去。」

ＯＫ指體操的Ｑ＆Ａ

Ｑ 一天要做幾次？

Ａ 誠如先前所介紹到的，【手的ＯＫ指體操】與【腳的ＯＫ指體操】×２組，每日進行一次就好。如果有動力，可以做兩次或三次。請積極、努力去做。

Ｑ 什麼時間做比較好？

Ａ 基本來說，不論什麼時間做的效果都沒有差。比這更重要的是，要選擇自己容易做或比較有意願做的時間點。

雖然情況因人而異，但在白天的活動時間帶會比較適合。

不過希望大家能克制一邊看電視或一邊說話的「運動」。因為將無法集中對大腦的刺激。

進行「ＯＫ指體操」時，要儘量專注做體操，不要同時做其他事。

Q 患者不想做時怎麼辦？

A 此時絕不可以勉強，因為會帶來壓力。請有耐心地引導對方想做的意願。例如，不要一個人做而是和家人或是日間照護等同伴大家一起做，這也是一個方法。這樣比較開心，也容易湧起想做的意願。對家人來說，做「ＯＫ指體操」也能預防失智症，所以是一箭雙雕。

此外，若患者有攝影或種盆栽等興趣，也請積極支持他們的興趣，並可以試試在空閒時間建議他們進行「ＯＫ指體操」。

人們在做喜歡的事時，心情會變得很安詳、積極。

Q 患有其他疾病也可以做嗎？

A 這個體操非常輕鬆，對身體負擔少，所以沒有什麼特別的問題。我反而想建議高血壓或糖尿病的患者可以加以利用，進行適度的運動。

Q 改善的的跡象會在何時、如何顯現出來呢？

A 本人的努力以及視疾病的情況而定會有不同的結果，很難一概而論，但就我的臨床經驗來看，還是積極努力去做的人會比較快出現效果。快一點的病例可以在一個月後的回診中看到顯著的改善。

這類人的改善首先會表現在表情上。之前幾乎沒表情，現在卻會展露笑容，可以看出表情出現了變化。

此外，也有病例是本來嘴巴緊閉如貝殼，現在卻會主動和醫師說話。

刺激手指穴道更能提升效果

要更提升「ＯＫ指體操」的效果，我建議可以刺激手指上的穴道。這個穴道就是在東洋醫學中的「井穴」。井穴位在每隻手指第一關節（指尖開始數來第一個關節）指甲左右兩端。

井穴如字面上所說，意指「生命力如井水般不斷湧出」，被稱為是統括全身穴道的萬能穴道。

這個穴道與大腦密切相關，於入浴時等身體溫暖的時候按壓雙手這個穴道，大腦的血流就會變好。

一邊泡澡，一邊用手的拇指與食指夾住另一隻手的井穴穴位，每次約按壓五秒。一隻手指按壓十次，雙手手指都要按壓到。

那麼在下一章中讓我們轉換一下視角，介紹「ＯＫ指體操」改善失智症狀的患者體驗談。

第4章

利用OK指體操
改善認知機能的案例

體驗談①

丈夫話變多、很有活力！腦梗塞的麻痺感也舒暢多了！

遠野尚美小姐（假名）五十歲主婦

丈夫現年六十六歲，曾於二〇一〇年因腦出血倒下。當時他年齡還不到六十歲。還好沒有危及性命，但卻留下了左半身麻痺的後遺症。

出院後因復健有成，他回復得很順利。雖然麻痺沒有完全康復，但因對日常生活沒有太大的阻礙，情況與他倒下前幾乎沒有區別，所以我們也鬆了一口氣。

但這也是很短暫的事，過了一兩年，丈夫過了六十歲，模樣就變得愈來愈奇怪。

他對所有事情都不感興趣，變得沒有精神，這點讓全家人尤其擔心。

他晚上都有好好睡覺，但白天卻還是總是躺著，或是坐在椅子上昏昏欲睡。

別說出門了，連在家中也幾乎不太動。

有時一整天都不說話，就算我們跟他搭話，他也只會回「嗯」或「啊啊」。

這樣下去不好，我希望他多少能與社會有些連結，所以送他去日間照護設施讓他接受照顧。

可是依據工作人員所說，就算在那裡，他也是躺著，或是坐著發呆。

丈夫本來有很旺盛的好奇心，經常會說笑話，性格很開朗，年輕時還作為冰上曲棍球的選手而大為活躍，引退後成為裁判，還很熱中於網球與彈吉他等，比同年紀的其他人都還要有活力。

光只是這樣看來，這些落差對我們家人來說就是一大衝擊。我們希望他多少能回復到本來的模樣，所以讓他接受了各種治療，但是症狀卻完全沒改善，讓我們感到山窮水盡。

這時候我們知道了竹內東太郎醫師將去到經常照顧我們的東鷲宮醫院高次腦機能障礙中心擔任所長。

我們經常在媒體或是聽人談起竹內醫師的事。他作為腦外科的專門醫師，尤其在改善失智症上有很高的實績。

幸好有這個機會，於是我們毫不猶豫地去接受他的診療。

檢查結果是，丈夫因腦梗塞（腦血管堵塞的疾病）的影響，導致大腦血液循環不良。此外也疑似有原發性常壓性水腦症，這些複合因素導致了認知機能的降低。

因此，丈夫接受了原發性常壓性水腦症的手術，之後為了改善血液循環，竹內醫師開了改善血液循環的藥，還建議丈夫進行醫師研究出的「ＯＫ指體操」。

「ＯＫ指體操」是藉由活動手以及腳的指頭以刺激大腦，改善血液循環。丈夫的左手與左腳留有麻痺的後遺症，稍微有些困難，但竹內醫師鼓勵他「請稍微努力些，盡可能去做到」。

如此治療的成果，我只能用「驚訝」一詞來表達。

其中最大的變化是，丈夫整天都躺著情況，愈來愈少了。不只如此，他還

挑戰陶藝，回復到以前的活潑！

會出門自己去做復健，或是能處理自己生活上的雜事了。

去日間照護設施時，也會參加各種活動。前些天，他挑戰了陶藝，帶回了自己做的作品，表現出很有自信的樣子。

此外他也變得經常說話，時不時會說些笑話。就算是場面話，他的笑話也一點都不有趣（笑），但他只要能說笑話，我就很開心了。

我記得，只花不到幾個月，就能明顯看出這些改善。

在短時間裡能出現這樣的改變，我既驚訝又開心。能遇見竹內醫師，真的很幸運，我實在是非常感謝。

「ＯＫ指體操」也是，丈夫雖不是很勤奮認真去做，但下定決心後他就會主動去做。因此，丈夫起初無法隨心所欲活動的左手與左腳，最近頗能靈活動作了。

丈夫以前很會彈吉他，經常會彈給我們家人聽，但自身體變差之後，他就完全不彈了。

我現在最大的希望是他能再彈一次吉他給我們聽，這也是最大的改善目標。當然一切都不能勉強。因為竹內醫師跟我們說過，勉強會造成壓力。

因此最近，我會在丈夫容易注意到的地方，若無其事地放置吉他，期望他能自然地拿起吉他。

現在雖說為時尚早，但看他此前回復的情況，我認為有十足的可能。

在我眼中，浮現出了丈夫健康彈著吉他的模樣。我相信，那一天終會到來，我會有耐心且溫柔地守護他。

竹內醫師的解說

遠野先生是腦梗塞後遺症加上併發了原發性常壓性水腦症。因這雙重打擊，加速了認知機能的降低，同時也讓回復變得困難。在失智症中，經常能看到這類混合病因，當然治療也就需要並行。

尤其是原發性常壓性水腦症的情況，透過手術治癒的可能性非常高，單只是手術就有機會改善認知機能，所以務必要請主治醫師做檢查。

遠野先生，請不要滿足於現狀，持續做「ＯＫ指體操」以及挑戰各種興趣以活化大腦，請以回復得更好為目標吧。

體驗談②

母親不再健忘，再度開始玩喜歡的數獨！

山岸和子小姐（假名）四十九歲公司員工

我在二〇一六年左右開始覺得八十一歲的母親樣子「很奇怪」。

不久前母親為了去拿放在高物的東西而從凳子上摔下來。她的身體沒有受到強烈的撞擊，疼痛似乎也漸漸緩和下來，所以就這麼放著沒管，但現在想來，或許那就是起因。

母親雖高齡卻很有活動力，但自那件事以來，卻變成很多時候都躺在床上。然後沒多久，就發生了非同小可的事件。

母親從以前起就有服用高血壓與糖尿病的藥，她會在固定時間內確實服藥。

但某一天，我發現她晚上的藥還放著沒吃，我告訴母親之後，她的反應很明顯不一樣。

只要看藥的數量，就可以清楚有沒有吃，但母親卻怎麼都不承認。

母親說：「我不知道有沒有吃過。」她不僅不承認沒吃藥，而且還說：「為什麼非得吃藥不可？」固執地不肯吃藥。

這還是頭一次。之前她也曾忘記吃藥好幾次，但只要提醒她，就會說：「唉呀，糟糕。」然後老實吃藥。

隔天，仍持續出現奇怪的事情。那天我們預定要去醫院，即使時間快到了，母親仍一臉困惑：「不知道該穿什麼好呢？」無法整裝打扮。這也是以前沒有發生過的。

我很擔心，於是去了平常就備受照顧的東鷲宮醫院。經過一天的住院檢查以及回診，我們接受了高次腦機能障礙中心所長竹內東太郎醫師的診治。

檢查結果是大腦沒有問題。此外在檢測失智症的MMSE（參照第61頁）中也是正常數值。

不過關於母親奇怪的言行舉止卻「可能是輕微腦梗塞（腦血管堵塞的疾病）所引起，血栓（血塊）流動所致。」似乎是因為這樣而引起了輕度的認知障礙。

「不論如何，大腦的血液循環一定都是不好的，為了預防、改善症狀，請一定要做這個體操。」醫師這麼跟我們說，並且把寫有「ＯＫ指體操」內容的文書和藥一起給了我們。

剛出院不久時，母親還沒什麼精神，還是一樣躺著的時候比較多，雖說如此，但母親似乎很喜歡做「ＯＫ指體操」。就算不用我們家人特地提醒她做，她也很自動自發地於每天早中晚以及起床後、就寢前持續認真地做五組體操。

「我喜歡《蘋果之歌》，而且做完這體操，身體變溫暖起來，好舒服，所以能持續下去。」

母親回復健康後，我問她理由時，她是這麼告訴我的。明明只是簡單的體操，卻大為改善了血液的循環。

母親開始做「ＯＫ指體操」約兩個月時，旁觀者都能看出來，她的狀態一天比一天好了。

例如不再出現「不願意吃藥」的情況，最重要的是，母親的健忘大為減少了。她變得很有活動力，在能做到的範圍內也能幫忙家務。

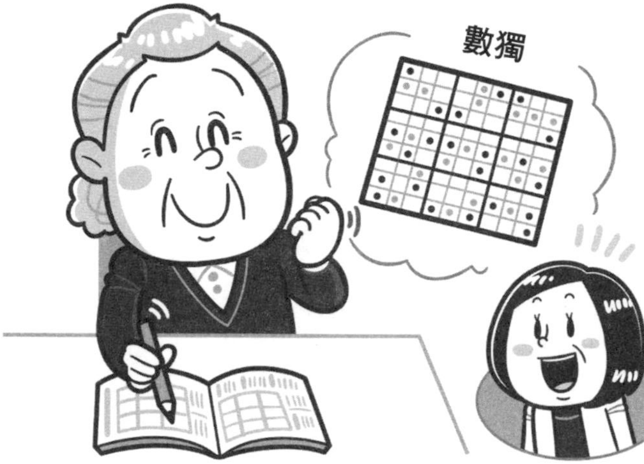

再度熱中於之前表示沒興趣的數獨！

其中「ＯＫ指體操」有一個特別驚人的效果——母親再度開始玩起「數獨」。

數獨就是在９×９的正方形格內填入１～９的數字，像是一種智力遊戲。母親從以前就喜歡數獨，她會買專門雜誌每天玩。可是住院期間，她完全提不起一點興趣。

開始「ＯＫ指體操」一陣子後，她將數獨的雜誌攤開在桌子上，說著「不是這樣，也不是那樣」，簡直像在與方格格鬥般。

雖然她還無法像以前那樣快速俐落，但只要稍微花點時間，也可以寫完一本。

偶爾她也會悔恨地說：「我以前明明能更早完成的！」讓人感覺到她似乎有強烈的勝負心。

前些天她也很努力在玩數獨，而且居然全寫對了。母親雖然謙虛地說：「因為是很簡單的程度啊。」但她一臉愉悅，露出了很棒的表情。

我覺得現在的母親回復到了以前的健康，實在非常高興。托此之福，我就算在公司，也能專注在工作上，不再像以前那樣擔心家裡的情況。

我打從心底感謝竹內醫師的「ＯＫ指體操」。

竹內醫師的解說

山岸太太是因為大腦血液循環不佳而產生了輕度認知障礙。之所以會出現各種奇怪的言行舉止，也是因為這樣。

不過，因為她及早就醫所以治療才能奏效。失智症即便症狀在現階段很輕微，若放著不管，就有可能會惡化。「ＯＫ指體操」在初期階段特別有效。藉由改善血液循環，就改善了山岸太太的症狀，實是令人高興。

還有另一件事值得寫出來，那就是提升動力這點。再次挑戰數獨就是一個很好的例子，此後也請務必繼續下去。

專注於某件事上、思考、挑戰，這些事對於活化大腦都很有幫助。

體驗談③

婆婆因水腦症而導致的認知障礙漸漸改善！

北澤弘子小姐（假名）五十歲主婦

我的婆婆住在老人安養中心，約從二〇一七年夏天起，出現了很像失智症的症狀。

從我家到安養中心開車約幾十分鐘的距離，我不時會去看她。很多時候我都覺得她說話的內容沒有條理。

此外，我還覺得奇怪的是她的走路方式。她的步伐很小，不穩地邁著小步伐走著，看著就讓人覺得好危險。聽工作人員說，實際上她似乎跌倒過好幾次。

進入秋天之後，我帶她去東鷲宮醫院就診，但並沒有特別找出其中原因，而且在這期間症狀還惡化。

這時候，我們正巧有機會接受轉調到同醫院的竹內東太郎醫師的診察。

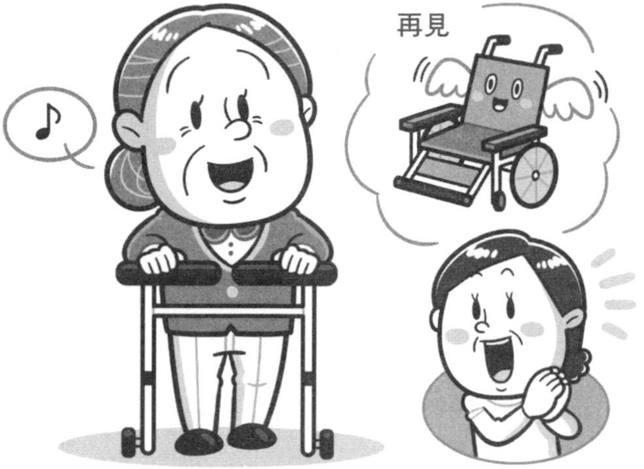

從輪椅生活轉變為靠自己行走！

根據詳細測驗與影像檢查的結果，婆婆極有可能是罹患了原發性常壓性水腦症，醫師建議我們進行引流手術（參照第163頁）。

我第一次聽到這個病名，據說是因腦脊髓液（大腦與蜘蛛網膜間流動的細胞外液）的循環停滯，大腦血液循環不好，導致出現步行障礙與記憶障礙，藉由手術恢復的可能性非常高。

我先生在聽聞手術時率先表示不安。擔心著要開腦嗎……？

可是引流手術與他的想像大不同，因竹內醫師仔細的說明，他終於能夠了解。

手術只要在背後開一個小洞，透過細小的軟管，改善停滯的腦脊髓液流動。不用一小時就結束。

令人吃驚的是，那樣簡單的手術，改善的效果卻顯而易見，而且還很快就出現效果。

首先，婆婆走路的方式變穩了。看著她手術後沒多久就開始進行復健的樣子，簡直和術前判若兩人。雖需使用助行器，卻也能走了。

以前在安養中心時她都坐著輪椅，所以兩週後出院時，來接她的工作人員都看得瞪大了眼。

出院時，她說話已經能夠與人一來一往。不久前她連該怎麼說話都忘了，只要想起她之前說話前後不一致的時候，就覺得有天壤之別。

在安養中心裡，婆婆將從竹內醫師那裡學到的「ＯＫ指體操」推薦給其他入住者，大家一起做。婆婆很消極內向，但透過和大家一起開心地做，幫助她更有動力持續，並改善症狀。

對於婆婆出現戲劇性回復，擔心母親的先生比我還高興。現在他也會時不時開心地笑著說：「那種情況居然也能變好！」

如果那個時候沒有遇到竹內醫師，或許我們就會把婆婆的情況當成是老化而放棄。我們真的很幸運也很感謝。

竹內醫師的解說

從北澤太太的表現看來，O型腿邁著小步伐行走而容易跌倒、發呆沒有精神等情況都非常疑似原發性常壓性水腦症。檢查的結果果然是如此，所以在取得了家屬的理解後，我們進行了引流手術。

結果就和預想的一樣，恢復非常良好。這個疾病所導致的認知障礙，大部分都可以透過手術獲得極大改善。

不過，考量到北澤太太年紀大了，大腦血液循環也不好，若能搭配「ＯＫ指體操」也能有助回復。

每天持續進行「ＯＫ指體操」是很重要的。像北澤太太那樣，和同伴們一起熱鬧又開心的進行能夠帶來刺激，所以是非常好的方式。

體驗談④

改善了大腦模糊感以及記憶力低下！

折田博信先生（假名）六十三歲上班族

我的母親八十九歲，獨居於老家，二〇一七年二月時，我接到通知，說母親因腦梗塞（腦部血管阻塞的疾病）倒下，被救護車送到醫院。

我急忙趕到東鷲宮醫院時，母親的意識比我想像中清醒，於是我暫時放下心來。

而且她在某種程度上也記得自己倒下時的模樣。根據母親所說，她想喝茶而站起來，把煮沸的熱水從水壺倒到小茶壺中時，腦中突然變得一片空白，意識一下子就模糊了。

然後稍微回復意識時，就爬著移動到緊急用通報按鈕旁。按下按鈕，對方叫她：「是折田太太嗎？」她回答：「對。」然後便再度失去了意識。

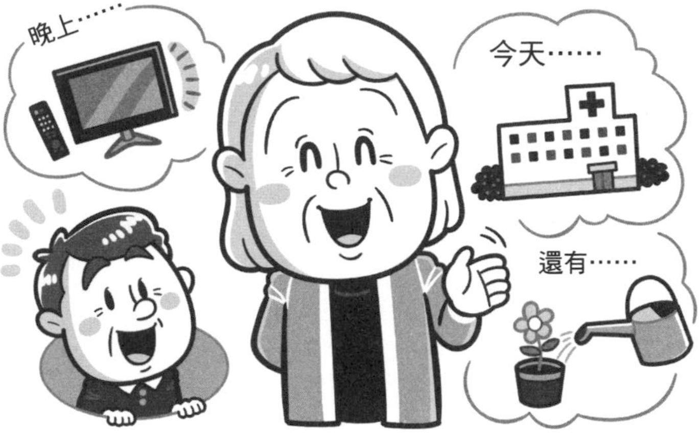

母親開心地告訴我當天她做了哪些事

我很敬佩自己的母親如此堅強。此外很幸運的是，掉落水壺所灑出的熱水和母親倒下的方向相反。

不過若仔細觀察母親的模樣會發現，她講起話來比平常生硬，本人也說：「頭只是稍微動一下就會頭暈，或是眼前變得一片空白。好像沒什麼力氣思考。」

我們很不安，不知道今後這樣的症狀是否會惡化。

因此我們遵循了竹內東太郎醫師的建議：「之後可能會有些狀況，為了以防萬一，還是住院，好好接受治療。」暫時住進了醫院。

雖然暫時看起來沒問題，但不少例子是之後才會出現大腦血流不好的影響。

出院後，母親一邊看著從竹內醫師那裡拿來的「ＯＫ指體操」ＤＶＤ，一邊勤快地做著手指腳趾的體操。

她說：「我喜歡《蘋果之歌》，而且做完體操後身體感覺變輕鬆了。」如果做一次不夠，她會再重複做一次。

或許是托此之福，經過二～三個月，母親出院後暫時持續一段時間的症狀就消失了，例如說話說到一半就忘記剛才說過的內容等。

母親本人也很開心：「最近，模模糊糊的大腦變清明，稍微感覺到有些康復了。」

而且母親似乎也回復了些思考的力氣，會開心告訴我當天在日間照護中心所發生的所有事。這也是不久前不會出現的情況。

竹內醫師告訴我們：「就年齡來說，首先能保持現狀就很不錯了唷。」但是如今我們已經克服了這道難題。身為兒子，我實在非常高興。

竹內醫師的解說

發生腦梗塞後，即便只是輕度的，也要暫時住院觀察，這點很重要。之後可能會出現認知障礙等各式各樣的症狀，或也可能早期發現原發性常壓性水腦症。

折田太太雖沒什麼特別大的問題，但還是擔心因大腦血流障礙而導致認知機能低下。所幸，她的頭腦變清醒，也提高了積極性，這些都是因「ＯＫ指體操」使大腦血流回復的證據。

此後於繼續進行「ＯＫ指體操」的同時，也請透過與朋友間的交流，積極接受外界刺激吧。

體驗談⑤

妻子回復了認知機能，我的大腦也狀態良好！

船戶史郎先生（假名）八十四歲無業

內子七十八歲，於二〇一三年發生輕度的腦梗塞（腦部血管堵塞的疾病）。所幸症狀不嚴重，而且也沒什麼後遺症。

只不過，她身體雖看來健康沒問題，但從那之後，很明顯的會忘東忘西，很常發呆。此外我發現，她有時還會做出很奇怪的舉動。

二〇一七年二月，常去看病的東鷲宮醫院主治醫師換成了竹內東太郎醫師，趁此機會，請他重新幫忙檢查一遍，結果醫師他說：

「以前發生的輕微腦梗塞導致了大腦血液循環不良，再加上老化等幾個原因，所以腦神經機能衰退了，會發呆或是經常忘東忘西都是這個緣故。」

竹內醫師說：「平常就提升大腦血流，對預防失智症以及抑制症狀的惡化

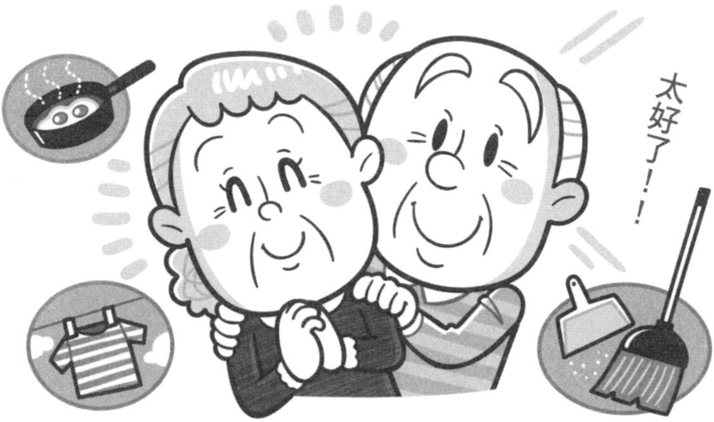

再度進行做飯、洗衣、打掃，回歸普通生活！

是很重要的。」竹內醫師給了我們他所研發的「OK指體操」DVD做為提升大腦血流的其中一個方法。

最初，內子很積極地執行OK指體操，托此之福，我們擔心的症狀沒有惡化，反而有所改善。

現今回過頭去看，約半年後，內子在做飯、打掃、洗衣等家事時，都比以前做得更好了。就這層意義上來說，我覺得她幾乎已經回復到普通的生活。

不過，她偶爾會忘記做味噌湯、沒清洗浴缸就直接放入熱水，但這也都是在可容忍的範圍之內。這種時候，我就會代替她做。

此外，開始「ＯＫ指體操」後，內子很快就出現的變化是，表情比以前還要豐富，喜怒哀樂明顯多了。不知不覺間，發呆的情況也沒有了。

內子一個星期內會有幾天招待朋友來家裡喝茶，一邊吃點心一邊談笑聊天好幾個小時。

唯有一點很遺憾，就是和症狀的回復成反比，她進行「ＯＫ指體操」的頻率減少了。我試著問她「妳要不要做體操？」她也沒怎麼放在心上。

為了今後著想，我認為還是應該要養成做體操的習慣，但只是我這麼想，本人卻不想做的話是不行的，所以我也就不再多說了。

相對地，最近我每天都會做「ＯＫ指體操」。起初是想著或許能誘發內子的動力才開始做的，但現在反而是我非常喜歡做。

因為做了「ＯＫ指體操」後，我實際感受到大腦的狀態有比較好。

我並沒有生病，但畢竟也已經八十四歲，或許因為這樣，早上起床時，腦袋稍微有些模糊感，很多時候一直到中午都不清醒。

可是最近一起床就很清醒，也不像以前那樣覺得想事情很麻煩。

感覺大腦好像返老還童，情緒也變得高昂了起來。

我若能照這樣子開心做下去，或許有天內子也會和我一起做。這麼一來就是一箭雙雕了。

藉由「OK指體操」的幫助，我希望能盡可能不依靠周遭的照顧，夫妻兩人一起健康又長壽地融洽生活。

竹內醫師的解說

船戶太太認知機能低下的原因屬於混合類型，也就是以前曾發生過的腦梗塞所導致的血管性，加上老化等原因所導致的退化性。

一開始就以熱中努力的步調來進行「OK指體操」是很好，但也不能因此安心。船戶先生就是個好例子。的確，船戶先生為照護妻子而初次前來時，他的話並不多。

這應該也是為了鼓勵妻子而自己開始做「OK指體操」的效果吧。最近我感覺他似乎湧現出活力，除了會積極說話，大腦的反應也變好了。

我很建議家屬們也一起做「ＯＫ指體操」。請兩夫妻持續感情和睦地做下去吧。

第5章

遠離失智症的16個生活習慣關鍵字

「壓力」「疲勞」「無刺激」是三大風險因子

為了預防失智症、抑制惡化、回復健康，日常的生活作息至關重要。失智症的原因是大腦的神經細胞惡化、退化，但要說這源由於日常生活作息、生活型式也不為過。

那麼有什麼是會成為危害大腦健康風險的呢？

我認為，最嚴重的就是「壓力」「疲勞」還有「沒有刺激的每一天」。壓力與疲勞會導致大腦血流惡化。此外，適度的緊張與放鬆可以平衡自律神經（與意志無關，調整血管、內臟的神經），這對大腦健康來說很重要。守護大腦免於壓力與疲勞，並且給予適度的刺激，就能活化大腦。生活上能注意到這些事項，就能成為擊退失智症的強大力量。

因此在本章，**總結介紹了我的臨床經驗**——「改善生活的16個關鍵字」。我將遠離失智症的16個生活習慣重點總結起來，請務必從今天開始吧。

①【心態】正向思考對大腦有好影響

首先從平常起，注意經常以正向、積極的心態思考事情。

若以這樣的心態來生活，自然會養成正向思考的習慣。

例如被捲入什麼麻煩中時，你會怎麼想呢？是耿耿於懷地沮喪著「真不走運」「為什麼只有我會碰上這種事」？還是正向思考著「都已經發生了，這也是沒辦法的事，來想想接下來該怎麼辦吧」「危機就是轉機」？

如何看待事情是個人的自由，他人無可置喙。既然如此，若不積極正向思考，豈不是種損失嗎？

這正是心態問題，對大腦來說，像這樣經常正向思考是很重要的。

心情狀態會明顯表現在腦波上。所謂的腦波，就是腦神經細胞發出的微弱電流。就好比是震動，是細胞生命活動的證據。

腦波依大腦狀態，周波數也不同，只要觀察腦波，就能知道該人是處於緊張、放鬆以及動作的狀態。

人的腦波依波長大致可分為α（alpha）波、β（beta）波、θ（theta）波、γ（gamma）波、δ（delta）波五種。其中，最適合記憶、學習的狀態是θ（theta）波出現時。

而唯有在建立良好心態，心情正面積極時，θ（theta）波才會大量出現。也就是說，可以想成這種狀態對改善失智症也很有效。

②【專心】找到能開心玩樂的興趣

所謂的專心就是指集中精神。為了常保大腦健康，擁有能發揮專注力、能放鬆的興趣很重要。

首先若是有體力而且仍在工作的人，請找出能放鬆心情、自然轉換心情的興趣。

例如若是平時就感受到壓力或累積許多疲累的中高年齡層人，可以積極地在生活中進行能獲得放鬆的興趣，例如繪畫、音樂、運動、園藝、木工、攝影、電影鑑賞、下圍棋、將棋、打麻將等。

另一方面，若是退休而優遊自得卻沒什麼特別興趣，每天重複過著同樣日子，這樣的人，因為給予大腦的刺激較少，可以說是處在罹患失智症高風險的狀態。

對這類人較有益處的就是挑戰新事物。仍在工作的時候，有沒有什麼事是你想著若有空閒時間就要去試試看的呢？

例如參加市民大學或老人大學，學習外語、歷史、物理等，不論是什麼都好，可以學習自己感興趣的主題。

像是從事俳句、和歌、書法、陶藝、社交舞等新的挑戰也是一種刺激。有個例子是，一位男性於六十八歲時人生第一次開始寫書法，經不斷努力後甚至開了個展。

長時間只專注在工作上的人，若突然對他們說「要擁有興趣」，或許他們會很困擾。這時候可以試著積極前往同世代人聚集之處，例如地方上的老人俱樂部或交流會等。

其中既有和自己一樣是「原工作狂」的人，也有擁有各種興趣的人。和這些人的交流本身也是一項很好的刺激，而且在其中也能找出自己做得到的一兩項興趣。

順帶一提，**我很常在聽聞患者的興趣後，配合其內容給他們出「功課」**。不論是攝影、書法還是寫作，什麼都可以。

例如我會告訴對繪畫有興趣的患者：「下次來看診的時候，請帶來你畫的一張畫，不論畫的是什麼都可以。」

這麼一來，患者就會因是自己的喜好而開心地給我看畫，並說明細節。大家那時候的表情都非常的活潑生動。

③【飼養、繪畫、書寫、唱歌】六十歲開始的挑戰

我特別想介紹四種「對大腦有好處的六十歲開始的挑戰」。

「飼養」是指飼養寵物。與動物親密交流在消除壓力以及療癒心靈上非常有效。

與狗跟貓等自己喜歡的寵物一起度過的時間，就如同安靜讀書時一樣，是處在穩定的精神狀態中。

實際上，在世界各國也能看到許多「與狗跟貓一起生活，血壓會下降」的研究報告。

「繪畫」可以是觀賞，也可以動手畫。其中尤其應該要提到的是從視覺所看到的色彩影響。色彩心理學中有一個領域是色彩療法，據說色彩有許多作用，像是紅色會湧現出強烈的活力，粉紅色能讓心放輕鬆，藍色能讓心情穩定、集中等。

「書寫」是將所見所聞記錄下來。這種方法很適合用來鍛鍊記憶力。

例如若是看了報紙，可以寫下自己有興趣或留有印象的文章標題，貼在牆壁上。之後看著那些，就能回想文章的內容。看電視時也同樣可以這麼做。不過，看電視時要選擇感興趣的節目，偶爾看一看。若是一直看下去，對大腦不好。

似乎有很多老年人喜歡「卡拉ＯＫ」，這個興趣我也很推薦。**眼睛追著螢幕上的歌詞唱歌，能給予大腦多方面的刺激**。想要記住新歌的念頭也很好。即使是不擅長唱歌的人，也會在開心的氣氛中，湧現「想唱好歌」的熱情。所以不要抱著排斥的心態就好，去教室上課，和親密的伙伴們圍成一圈，一同歡唱吧。

④【小睡】五分鐘恢復年紀增長所導致的大腦疲勞

就算是早上，也會有讓人忍不住的睡意襲來。這是因為大腦累了。這種症狀被稱為微睡眠（microsleep），指的是因睡眠不足或是精神疲勞，在數秒到數十秒的短時間內突然陷入睡眠狀態。

特別是上了年紀後，睡眠週期變得早睡早起，大腦很容易在白天感到疲累。

這時候可以小睡個五分鐘。

就算不睡，也可以閉目養神。只要這樣，大腦就會變清楚，可以再次進入活動模式。

當然，開車時有睡意是很危險的，所以可以把車停到可以停車的路肩，小睡一下。

不過，不可以躺下。因為有可能會就這樣熟睡。可以坐在椅子上，在明亮的地方，打個五分鐘的瞌睡。

⑤【危險動作】蹺腳或托腮姿勢對大腦不好

我們經常看到有人坐椅子時會蹺腳、托腮，但這個習慣是會給大腦帶來負擔的動作。因為**局部的循環會惡化，長時間持續這樣的動作會對大腦的循環產生不好的影響**。

若不斷持續托腮的姿勢，會使頸部與背脊的肌肉緊張，造成血液循環不良。蹺腳之所以不好的原因需要再稍做說明。從心臟出來的血液會在腳趾迴轉，沿著小腿肚的靜脈而上，再度回到心臟。

這麼一來，小腿肚中的血流就要逆重力而上流。

心臟雖是推出血液的幫浦，但其實小腿肚也有幫浦的功能。

在小腿肚靜脈的血管壁中，有防止血液逆流的閥。肌肉收縮時閥會開啟，血流會被往上推。接著，肌肉鬆弛時閥會關閉，防止血流下流。

藉由肌肉這樣不斷收縮、放鬆，血流就會流向上方。肌肉的這個作用就像擠牛奶似的，所以被稱為擠乳作用。

蹺腳時會壓迫肌肉，使得這個擠乳作用無法順利進行。這同樣會導致大腦的血流低下。

⑥【咀嚼】促進大腦血液循環

吃東西時，盡可能好好地多咀嚼幾下吧。好好咀嚼不僅有助消化吸收，也有助於活化大腦。

咀嚼時，試著用手指摸摸太陽穴附近，應該可以發現肌肉陣陣顫動。這裡被稱為顳肌，是咀嚼時會使用到的肌肉。

肌肉活動時，血流會提升，所以越是咀嚼，大腦周圍的血流越是會增加。

而且重要的是，這不僅限於表面的血流。

其實「流經頭部四周的血管」與「流經大腦的血管」是同一個血管的分支。也就是說，**咀嚼會增進大腦的血液循環，只要這樣就能活化神經細胞的作用。**

實際上若用血流測定器——單光子電腦斷層掃描——來觀察，會發現**咀嚼前與咀嚼後，後者的大腦血流有大幅的增加**。

上了年紀後，牙齒本來就會變不好，經常連咀嚼都不願意，但這樣會對大腦認知機能造成不良影響。

例如根據最近的研究表明，阿茲海默症（參照第25頁）患者，有很多人都沒有牙齒。這之間的因果關係尚未明確，但我認為，並非與咀嚼無關。

這麼看來，日常就養成「好好咀嚼」的習慣，對大腦健康來說很重要。我建議一口要咀嚼三十次以上。

此外，上了年紀後，會比較喜歡口感好又軟的食物，但請盡可能吃硬一點的食物。因為吃偏硬的食物時，會增加咀嚼肌的運動量，給予大腦更多刺激。

⑦【春風滿面】大笑健康就會上門來

所謂的春風滿面，是指在臉上表現出喜悅、開心。總之，就是儘量地笑吧。我們常說「和睦之家福自來」，但「和睦之家健康也會來」。

生氣時會加強壓力，血管會突然緊張收縮，因此血流會變差，高血壓或動脈硬化（血管變硬的狀態）會惡化，有時還會引發腦梗塞（腦血管堵塞的疾病）或腦出血。

另一方面，笑會讓人放鬆，使血管張開，血流當然會變好。

世界各國都有在進行關於「笑與健康」的研究，也有許多報告成果，日本也盛行關於這方面的研究。關於認知機能，有非常有趣的研究報告。

該實驗是讓協助者看搞笑節目，進行笑前與笑後的專注力、注意分配能力、智能柔軟性等與記憶力相關的檢測，比較、驗證成績。

結果，不論是在哪個項目上，笑後都出現了比較高的分數。

不過雖說是笑，也有各種形式，若是不好笑、不有趣的勉強笑，就沒什麼意義。誠如這個實驗結果所表現出來的，要發自心底的大笑才會對大腦的健康有益。

就這意義來說，對失智症患者而言，重要的是，家屬們要用點心思，營造能引誘患者自然發笑的氣氛。

⑧【抽菸】最好能戒菸！或減少到一天只抽十根

抽菸有許多健康上的風險，其中最明顯的就是會對血管、血液造成不良影響。吸入香菸中所含的尼古丁，血管會緊張收縮，使血流惡化。

當然，沒多久血流就會回復，但長此以往持續下去，血管會漸漸失去彈性，血流變弱也會成為慢性化。這當然也會影響到大腦的血流。

不過我不想嚴厲地說：「要戒菸！」因為有不少人唯一的嗜好就是抽菸。若勉強這些人戒菸，反而可能會帶給他們壓力。

這時候，可以試試折衷方案。

「雖然乾脆地戒菸是最理想，若難以做到，至少一天只抽有濾嘴的香菸十根就好。」

這麼一來就能減輕尼古丁的影響度，肺癌的發生率下降，大致會和不吸菸的人差不多。

雖然我們清楚知道吸菸對身體不好，但這是每個人自己選擇的生活態度、價值觀。除非是讓人吸二手菸等有造成他人困擾的行為，否則我並不會單方面奪取患者的嗜好與自由。

尤其與失智症患者接觸時，像這樣尊重對方感受的細心是很重要的，對此我總是銘記於心。

⑨【缺水】一天補充一・五公升的水分

身體水分不足的脫水狀態，是健康尤其是血液循環的大敵。

身體的60～80％是由水分所組成，若體內沒有充滿適量的水分，血液中的水分會不足，就算血液濃度變濃也無法進行補給。

結果，變濃稠的血液會損傷血管，形成血栓。而血栓就是引起腦梗塞的元兇。

此外，水中所含有的鈣質與鎂等礦物質是形成血液、血管以及骨骼所不可或缺的，也是身體各項代謝的必要成分。

希望大家每天可以補充足夠的水分，讓血液保持通暢狀態。

在一般室溫中，我們的身體也會有不自覺的出汗（無感性水分流失），一天會流失掉900ml的水分。

而且若再加上因炎熱或運動等而流出了一般性汗水（有感性水分流失）會如何呢？因人而異，又或者說會因不同日子而異，但至少每天會喪失1500

ml以上的水分。

若這麼放著不管，身體會變成處於渴水狀態，所以一天至少必須要從外部補充約1500ml的水分。要一次攝取這樣的量很困難，可以一次喝個100～200，一點一點努力地喝吧。

補充水分時，除了喝開水，也可以喝綠茶、麥茶或烏龍茶等，效果更好。因為這些茶中所含有的兒茶素（多酚的一種）有抗氧化作用，可以有效防止細胞的機能降低（詳見第135頁的後述）。

順帶一提，即便同樣是茶葉，紅茶並不適用於補給水分。與綠茶不同，紅茶在製造過程中經完全發酵，所以幾乎不留有兒茶素。

由氯化鈉等電解質所做成的運動飲料也不錯，但缺點是卡路里高，要避免喝過多。

⑩【血管硬化】柔軟的血管可以預防腦梗塞

重覆再說一次，要改善認知機能，重要的是要藉由改善血液循環，再度提高神經細胞的活性。

血流惡化的最大原因是大腦動脈硬化。這種狀態也可以說是脂肪附著、蓄積在動脈血管壁上，所以血管壁才變硬。

家庭中使用的水管也會因使用過度失去彈性變硬，使得水勢變弱，或是有裂縫而漏水。

與此相同，大腦動脈硬化會使血液循環惡化，而這會導致腦梗塞，成為失智症的原因之一。

過了四十歲後，所有人的血管壁中都會囤積脂肪。**請留心生活習慣，每天都要保持血管年輕，讓血液流得通暢無阻。**

為此，該做的事有很多，但特別重要的是飲食生活。藉由謹慎選擇食材，血管衰老的情形會大有不同。

例如吃肉時，要盡可能選擇脂肪少的紅肉。

此外，若是吃魚，就要以沙丁魚、鯖魚、秋刀魚等背部為藍色的魚（青背魚）為主。這類魚中含有許多DHA（二十二碳六烯酸）以及EPA（二十碳五烯酸）這類可以抑制血液凝固的不飽和脂肪酸，有讓血液順暢流通，防止動脈硬化的效果。

油的話則建議使用麻油或米糠油等植物油脂，因為這些油不容易沉積在血管壁中。

若是蔬菜，建議可以多吃菠菜、紅蘿蔔、南瓜等黃綠色蔬菜，因為這些蔬菜中含有抑制血流凝固的成分。

另一方面，要控制少吃的代表食品為美乃滋。美乃滋雖然營養價值非常高，對血流卻不好。

因為美乃滋含有較多脂質、鹽分，以及會增加LDL（壞）膽固醇的反式脂肪，若吃太多，血管會變硬，血液會變濃稠，提高罹患動脈硬化以及糖尿病的風險。

⑪【菜單】建議先吃蔬菜

飲食生活中，希望大家也能在每天吃的菜單上費點心思。

重點在於，**副菜一定要有蔬菜與水果，而且在吃飯與主菜之前要先吃副菜。**

許多人都聽過「先菜後肉」這個詞，這麼做是有許多好處的。

第一，會很快感受到吃飽了，所以會減少食量，有助防止肥胖。

第二，若是蔬菜或是水果先到胃腸，之後進來的醣質與脂質的吸收速度會變慢，餐後的血糖值不會急遽上升。

就像這樣，只要稍微改變一下吃的順序，就能守護健康。

此外，鹽分的攝取是建議一天十克。湯跟燉煮的菜餚味道可以調淡些，一開始雖會覺得似乎不夠鹹，但重要的是習慣就好。有很多例子是，只要習慣了，反而會不喜歡太過重口味。

還有，應該有很多人很喜歡拉麵，這也要注意不要吃太多。尤其問題出在湯，鹽分含量非常高，對血壓不好。我也建議患者：「可以吃拉麵，但不要喝湯。」

不需要戒掉甜食或油膩的食物，但份量要控制在之前的六～八成左右。然後要減少吃零食，睡前什麼都不要吃。根據我的經驗，養成習慣其實很快。

⑫【肝臟】牛肝與豬肝是優良的健腦食物

前面有說過，讓大腦神經細胞活動起來的，是氧氣與葡萄糖。若沒了這兩項，大腦就會死亡。

簡而言之，要是缺少氧氣四分鐘，就會腦死，持續十分鐘的低血糖（血液中葡萄糖的濃度是40 mg／dl以下），也會腦死。

在神經細胞內，由血液運送而來的氧氣與葡萄糖形成了TCA循環（三羧酸循環），這個能量工廠不斷運作著，製造出自己活動的能量。

在這過程中，合成了神經傳導物質等對神經細胞活動來說所必須的許多成分，但也有一些成分是無法合成的。

其中之一就是名之為膽鹼的物質。

膽鹼是與記憶力、專注力相關的神經傳導物質，而且是重要的營養素，為具代表性神經傳導物質乙醯膽鹼的主原料。

罹患阿茲海默症的原因之一，據說是膽鹼以及乙醯膽鹼的減少。

有實驗結果顯示，有攝取膽鹼的老鼠跟沒有攝取膽鹼的老鼠相比，前者在迷宮中比較不容易迷路，認知能力有向上提升。

膽鹼無法在體內合成，只能從食品攝取。這對於維持、提升認知機能是非常重要的。

含有膽鹼的代表性食品是豬肝、牛肝。很多人似乎不喜歡肝臟的味道，但只要泡在水裡一陣子，或是採用要加入大蒜等辛香料的食譜，視所下的功夫而定，也能享用美味。

希望大家可以一個禮拜吃一次肝臟料理。

不過為了避開大腸菌O１５７的風險，請一定要煮熟再吃。

⑬【自由基】活用有抗氧化作用的綠茶

近年來自由基蔚為話題，或許很多人都知道。

自由基是在體內使用氧氣製造能量時自然發生的。換句話說，只要活著呼吸就必然是揮之不去。

自由基有很強的毒性（氧化作用），會促使細胞的脂質氧化、老化、劣化。

不過另一方面，其實這也是免疫機能的一部分，有擊退入侵細菌等保護身體的功用。換言之是「量多成毒」的典型，若增加太多就有害。

不用說，這弊害也會影響到大腦的神經細胞。

所以，除了身體，為了保護大腦的健康，需要留心抑制自由基的增加。

方法就是，**多吃能除去自由基害處、含多量抗氧化物質的食品**。紅蘿蔔、南瓜、青花菜、番茄等黃綠色蔬菜中含有多量微生素C、E、β-胡蘿蔔素，能防止脂質氧化。

此外，綠茶的兒茶素以及紅酒的花色素苷等黃酮類化合物（顏色、苦味的成分），也有很好的抗氧化作用。

其中，綠茶能有效活化大腦海馬迴（掌管記憶的領域）。老鼠實驗中也明確表現出來，喝愈多綠茶的老鼠，因自由基而導致氧化的脂質（過氧化脂質）愈少。

同時，**盡可能避開屬於自由基發生源的物質也很重要。**

主要的發生源可以舉出的有紫外線、電磁波、香菸、劇烈運動、自來水、壓力以及疲累等。

⑭【藥物】不要太過依賴

失智症的藥可大致分為兩種，分別為「提高神經細胞活性的藥」以及「改善大腦血流的藥」。

「提高神經細胞活性的藥」主要使用對象為阿茲海默症等退化性失智症，基本上是增加吸收乙醯膽鹼，以活化TCA循環的運作。

現在約有六種藥，但每一種都未被認可有明確的功效。

最為廣泛應用的是愛憶欣（Aricept，多奈派齊，donepezil）這種藥，但即使吃了這種藥，效果也各不相同，有人確實出現效果，也有人完全沒出現效果。**就結論來說，很可惜，現況是對哪一種藥都無法有很大的期待。**

「改善大腦血流的藥」是藉由防止血液凝固，讓血液循環變好，目的是活化神經細胞。

主要是用於血管性失智症，這種藥可以期待有一定的成效，所以我經常會開給患者。

不過，藥的種類有好幾種，強效到弱效的都有，這點在使用上有些困難，用弱效藥效果薄弱，用強效藥又恐怕藥效太強，血液流通過於順暢，若碰上了出血，有時將難以止血。

弱效藥不用擔心有副作用，但若是那種程度的效果，努力做「ＯＫ指體操」也有機會達到相同的效果。

此外，針對到處徘徊亂走、興奮且亂罵一通、因不安而煩躁睡不著的患者，則經常會使用「安定心情的藥」或是「安眠藥」。

但是，這種藥的作用會使這些症狀更激烈，反而變成總是發呆、一直睡覺的情況也不少。

藥是種兩面刃。因為藥對身體來說，其實是「異物」，雖能改善某種症狀，但另一方面也會出現副作用的影響。

總之，高齡人士對藥的抵抗力很弱，需要更多一層的注意。使用安眠藥等市售藥物時，也希望大家可以先諮詢主治醫師。

⑮【檢查】不只檢查腦部影像，還要檢查血液狀態

應對失智症的方法，重要的是檢察大腦動脈硬化的狀態，防止惡化。觀察顯現在影像中的大腦狀態，就算是和之前一樣，也絕不能掉以輕心。因為在影像檢查不到的地方，有時動脈硬化也會繼續惡化。

檢查動脈硬化時，連同大腦檢查一起，建議可以定期接受內科的血液檢查。可以從中性脂肪、膽固醇值、血糖值、尿酸值等會形成動脈硬化風險的數值中檢查動脈硬化的進展狀態。動脈硬化會表現在全身上，所以也能藉此掌握大腦動脈的狀態。

血液檢查約以半年到一年一次的頻率持續受檢即可安心。

此外，**也可以做大腦的綜合檢查，但我們醫院並不常做。**若被告知「沒什麼太大的異常，情況很符合年齡」，那麼之後約三年檢查一次即可。

⑯【訓練】每天持續進行ＯＫ指體操

誠如一直到現在所說的，大腦的血流若增加了，供給給神經細胞的氧氣與葡萄糖就會增加。

這麼一來，神經細胞會活化，情報量會增加。為了處理這些情報，除了原本的傳遞路徑，就會製造出新的傳遞路徑（迴路）以將情報傳遞給其他細胞。

也就是說，因為增加了傳遞同一情報的路徑，情報傳遞就變得更迅速、流暢。

「ＯＫ指體操」藉由活動手指、腳趾，有助於提高「大腦的血流」以促使腦神經細胞活化，這點我想大家應該已經知道了。此外，藉由搭配音樂進行，也能從耳朵擴大大腦受到刺激的範圍。

重覆再說一次，要持續給予大腦良好的刺激，就要把「ＯＫ指體操」當成每天必做的事。

和許多人一起做，例如家人或同伴等，較不易厭倦，能開心持續下去。

家屬請注意照護「五不」

到目前為止，我們已經針對想輕鬆愉快預防失智症的本人介紹了許多關鍵字。

不過在思考失智症的應對方法時，照護是重要的課題。因此，我們要來介紹對家屬而言很重要的「五不」。

這「五不」是「不隱藏」「不貶斥」「不強制」「不讓患者厭食」「不改變環境」。

◆不隱藏

有些家屬，因為不想讓其他人看到失智症的家人，而想斷了患者與外界社會的接觸，但這樣對患者本人來說只會失去刺激，加速失智症的惡化。

所謂的「不隱藏」，換句話說就是進行規律的生活與訓練。這能有效給予大腦刺激，抑制症狀惡化，也能獲得回復。

重點是，①將一天的生活簡單模式化，②讓患者一天散步一～二次，③儘量讓患者與從前的朋友、熟人見面，④持續讓患者做他本人想做的事等。

◆不貶斥

雖然失智症的症狀惡化，患者仍保有自尊心。

所以雖然他們會做出不合常理的行動，若不由分說地對他們生氣，患者本人會因受傷而失去自信，最後變得什麼都不願意做。

若是不散步也不吃東西，症狀就會不斷惡化，而且視情況，事態或許還會嚴重到攸關性命。

與患者說話時，儘量用簡單的詞彙，配合對方的步調，慢慢說，並且坦率認可、讚美他做得好的地方。此外，若說話時心想著「要用怎樣的詞語他才容易聽懂呢？」最終對方也會理解這點。

◆不強制

家人若罹患了失智症，有人會努力要患者「去做」那些對大腦好的運動或吃某些食物。

當然這是為了患者著想，但即便如此，若是出於強迫就不好了。

像這種情況可以建議本人做他健康時就感興趣的事物，之後重要的是默默等待患者主動對那些事感興趣。

不要強制患者去做不喜歡的事——。這種「安心、安定、安住」將能打造對患者本人最好的生活環境。

◆不讓患者厭食

對失智症患者來說，飲食非常重要。

若是老年人，即使只是一餐不吃，也有可能會馬上陷入脫水狀態。若是血液的黏性升高，血流惡化，大腦血流就會降低，有可能會加速失智症症狀的惡化。

為了預防患者不吃東西，首先要遵守前述的「不隱藏」「不貶斥」「不強制」，在任何事上都不要降低患者本人的意願。

若是患者不吃東西，就將食物弄成糊狀，或是建議他做些輕鬆的運動等，用點心思讓本人想進食。

若是患者不吃藥，就混到水中給予。此外，不論在何種情況下都一定要給患者補充水分。若患者怎樣都不喝，就去醫院打點滴吧。

◆不要改變環境

這意思是，在患者住院、搬遷、入住療養中心時要顧慮到生活環境。

單只是生活環境有所改變，經常就會造成失智症迅速惡化。改變環境時需要留心的有：要帶著患者經常使用的私人物品、與患者事先前去看看、房間裝潢成與患者之前房間相同的感覺（家具、桌子等）、家人跟友人應該經常去與患者會面。

第6章 原發性常壓性腦水腫 可靠手術治癒

改善率超過90%！許多病例回復顯著的手術

最後，我想談一下在失智症中尤其屬於我專業領域的原發性常壓性水腦症（iNPH）。

現在原發性常壓性水腦症的比例，占日本失智症總體的3.5%，約十五萬人，人數不算多。

但是，**這種病用簡單手術就能治好的可能性很高，所以有很多人前來本院詢問。**

此外，原發性常壓性水腦症很多時候是阿茲海默症（參考第25頁）等與其他疾病的複合型，而且有不少病例無法經由診斷判明。

若是這種情況，藉由改善原發性常壓性水腦症，也有可能改善患者的獨立程度、照護程度，被診斷為是阿茲海默症等其他失智症的患者，希望各位務必看下去。

腦水腫這種病是循環於中樞神經（下面會再說到）的腦脊髓液（流經大腦

與蜘蛛網膜之間的細胞外液）流動變差，導致在顱中積水過多。

類型有三種，分別為先天的「先天性腦水腫」、因過去疾病所引起的「後天性腦水腫」，以及「原發性常壓性水腦症」。

所謂「原發性」指的是原因不明。此外，先天性與後天性的情況是腦壓會升高，但原發性常壓性水腦症的情況則幾乎沒有變化。這就是病名的由來。

順帶一提，原發性常壓性水腦症的英文是「idiopathic Normal Pressure Hydrocephalus」，取其首字母也稱做iNPH。

原發性常壓性水腦症於滿足後述的診斷基準下而進行手術時，有效率可超過90％，其中也有不少病例出現令我都大吃一驚的戲劇性回復。

以下介紹一個具體的例子。

這件事發生在一九九〇年代，距今已超過二十五年。有位當時已八十一歲的Y老太太前來醫院。

根據家屬的說法，從幾個月前起，她忘東忘西的情況突然變嚴重起來，開始明顯出現異常的行動，像是「衣服穿反」「站在電梯前發呆」「說要打電話卻去按電視遙控器」等。

最終，症狀更為惡化，來院時，以照顧她的女兒為首，連家人們的名字都記不得了。她走路也很困難，所以無法自覺要排尿或排便，一整天都在發呆。

至今我還記得，初次與Y太太會面時，她看著我的臉，喃喃地說「白馬王子來了」。

檢查結果得知，她有很高的可能性是罹患了原發性常壓性水腦症，所以我和家屬商量，為她動了手術。

結果很戲劇性，完全超出了我的預想，**手術隔天，她叫出了來看望她的女兒的名字，因而讓女兒非常吃驚，大喜過望**。

當日，她也能自己吃飯了。而且再隔天，她還能自己如廁、自己從醫院打電話回家。

她的復建也很有成果，沒過多久，走起路來就和普通人沒兩樣，手術一個半月後，她就能健康走路並出院。

依據她女兒所說，她出院後的回復情況也很好，會自己處理自己的日常生活，還會幫忙打掃、購物等家務。熟人的電話記得比所有家人還清楚，她女兒說，母親回復到比症狀出現前還要健康。

原發性常壓性水腦症是什麼疾病？

若用一句話來解釋原發性常壓性水腦症，這種疾病是腦脊髓液的流通以及**吸收變差，因積存在大腦縫隙間（腦室）腦脊髓液的壓迫，導致大腦血流惡化。**

大腦與從頭延伸到腰的神經束（脊髓）相互連結。因此而掌握手腳感覺、做出運動，整體而言就稱作中樞神經。

中樞神經的四週覆蓋著被稱之為蜘蛛膜與硬膜的薄膜，腦脊髓液會通過這些膜，循環中樞神經全體。

就如至今一直說明過的，我們人類的大腦分有大腦、小腦、間腦、腦幹等部分，在這些部分間有被稱做腦室的空間。

在腦室中有被稱為脈絡叢的微血管，腦脊髓液會從那裡滲出，流過大腦與脊髓周邊後，主要會被位於大腦頂處的蜘蛛膜顆粒吸收而進入靜脈，最後前往心臟。一日約代謝三次，共製造約450ml的腦脊髓液。

此外，根據最近的研究顯示，吸收腦脊髓液的不只有蜘蛛膜顆粒，在流經中樞神經的過程中，也有可能在某處被吸收。

腦脊髓液的作用主要有兩個。

一個是緩衝作用，在頭部或身體受到外部撞擊時，擔任保護大腦與脊髓免受衝擊的墊子角色。

另一個作用則是大腦表層循環作用，任務是讓大腦的血液循環順暢，說到關於原發性常壓性水腦症，這個作用很重要。

若腦脊髓液的吸收不好，首先大腦的表面尤其是在大腦前部（額葉）表面的血流會變差。

其次，流動停滯的腦脊髓液積存在了腦室，因為腦室擴大並壓迫到週圍的組織，該部分的血流也惡化了。接著，這樣的影響漸漸擴大，最後大腦全體的

腦脊髓液的流向

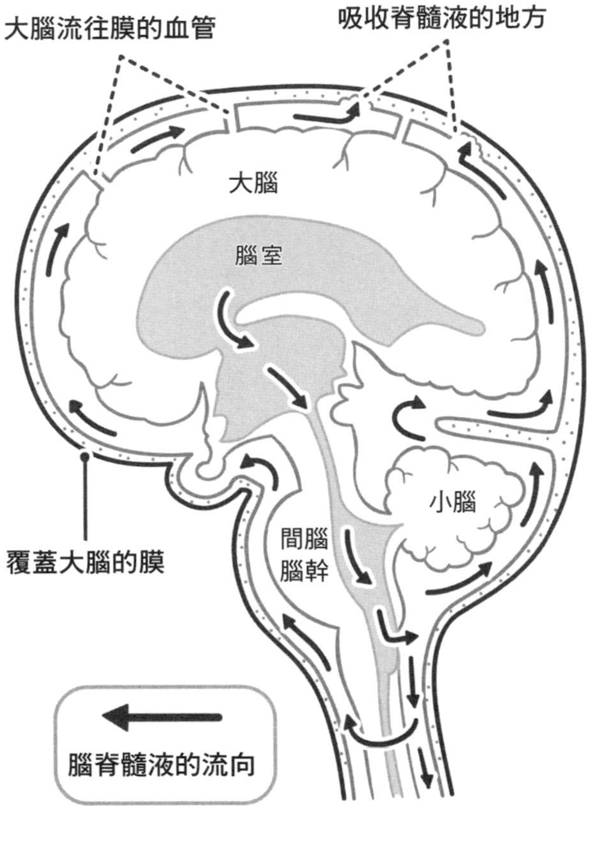
大腦流往膜的血管
吸收脊髓液的地方
大腦
腦室
小腦
間腦
腦幹
覆蓋大腦的膜
腦脊髓液的流向

血流都會變差。

結果，供給神經細胞的葡萄糖與氧氣會減少，細胞活動也會降低。進而引起原發性常壓性水腦症發病。

「步行障礙」「認知障礙」「尿失禁」是三大症狀

從腦脊髓液的吸收障礙到大腦血流惡化以至發生原發性常壓性水腦症的過程，也會以原發性常壓性水腦症三大症狀——「步行障礙」「認知障礙」「尿失禁」——的方式反映出來。

也就是說，隨著血流變差、大腦範圍的機能低下，分別會出現這些症狀。

首先最先出現的是「步行障礙」。

這是因為位在腦室旁邊的錐體外束，主要職司肌肉隨意運動範圍的血流變差。症狀的特徵是，腿部肌肉的緊張度異常高，腳抬不上來，步履蹣跚。

原發性常壓性水腦症的三大症狀

■ **步行障礙**

步履蹣跚、走路外八，
以致步行速度變慢

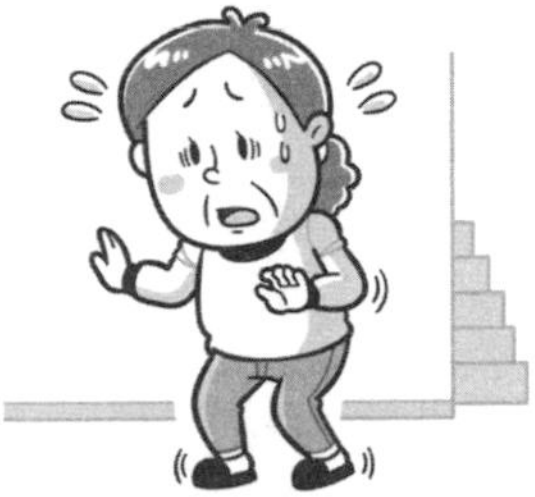

■ **認知機能降低**

提不起勁、沒表情，
叫他的反應也很慢

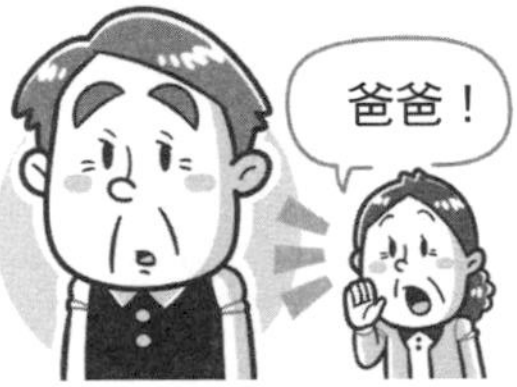

■ **急迫性尿失禁**

有尿意，去廁所前
就尿了出來

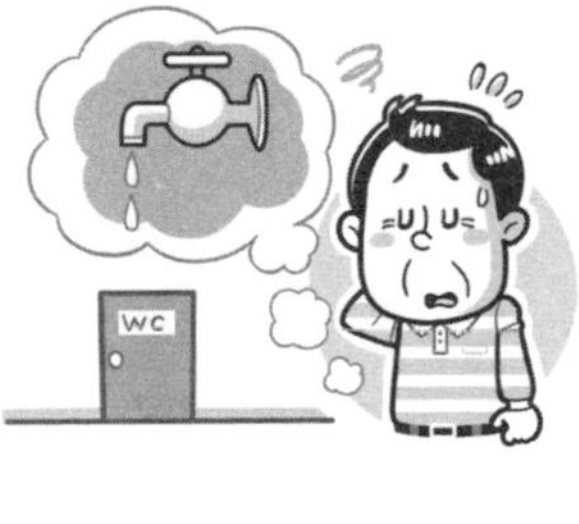

此外，因為走路不穩，為了想取得平衡，自然就會走成外八。**因為步履蹣跚走路外八，所以走路速度也很慢**。這也是原發性常壓性水腦症所導致步行障礙的一大特徵。

接著出現的症狀是「認知機能降低」。

接在錐體外纖維之後，會出現與調整意志、活潑性、反應性等相關的前額葉皮質神經纖維的血流障礙。

因此，**原發性常壓性水腦症所引起的失智症外觀最大的特徵是「給人感覺總在發呆」**。

還有的症狀是對任何事都提不起勁、無表情、叫他的反應很慢。另一方面則看不到像其他失智症那樣會出現的徘徊（無意識地到處亂走）、暴力且充滿怒氣的能動性、攻擊性症狀。

而最後會出現的則是「急迫性尿失禁」。

這是因為位於腦室最外側膀胱排尿中樞神經纖維的血流出現了障礙。這個領域擔任的任務是抑制貯存在膀胱中的尿液漏出。我們就算感受到了尿意，還可以忍耐一段時間直到前去廁所，就是因為這個膀胱排尿中樞有在運作。

所謂的急迫性尿失禁就是「無法忍尿」的症狀。雖然想尿尿，但因為發呆、動作遲緩，在去廁所之前就漏尿。

與無自覺漏尿的「應力性尿失禁」不同，可以說是原發性常壓性水腦症的特徵性症狀。

阿茲海默症與帕金森氏症的不同之處在於？

明顯出現如前述所說原發性常壓性水腦症的症狀時，有不少人會將之與阿茲海默症以及帕金森氏症（手腳顫抖，肌肉變僵硬，身體變得無法動彈的難治之症）混同。

但是，這些疾病與原發性常壓性水腦症分別特徵都不同，可以做出明顯區別。

阿茲海默症最早會從四十幾歲年輕時開始，歷經二～十年的漫長時間，漸漸惡化。從頂葉到顳葉都會受損，初期會出現如下的症狀。

- 記不得最近的事情（記憶障礙）
- 不知道要做什麼（認知障礙）
- 雖想做些什麼，卻不知道做法（行動障礙）
- 不知道人、時間、地方（定向力障礙）

阿茲海默症不會在末期出現像原發性常壓性水腦症那樣，有錐體外束以及膀胱排尿中樞神經等額葉的障礙，所以特徵是不會出現步行障礙與尿失禁的症狀。

此外，**也不會失去主動性或是反應變慢，外觀給人的印象是「有精神又活潑」**。在這一點上，與給人印象是「總在發呆」為特徵的原發性常壓性水腦症有明顯的不同。

另一方面，帕金森氏症則是因位於大腦深處的神經細胞群基底核受損而引

與其他疾病的分別表

	原發性 常壓性水腦症	阿茲海默症	帕金森氏症
主要受損部位	額葉、 基底核	頂葉・顳葉	基底核
發病後經過	急速惡化、 有變化	慢慢惡化	慢慢惡化
發病年齡	最多是 60 歲以上	40 歲以上	50 歲以上
有無認知障礙與特徵	+ 給人發呆的印象、不主動、反應遲緩	+ 給人的印象是有精神又活潑、記憶障礙、認知障礙、定向力障礙、徘徊	−
有無步行障礙與特徵	+ 外八的步履蹣跚、走起路來很花時間	−	+ 步履蹣跚、一走就停不下來、揮著手走路
尿失禁	+ （急迫性）	−	−
其他症狀			臉上沒什麼表情、手會抖動、有憂鬱傾向

起的疾病，這種病的惡化時間也是會花上二～二十年的漫長歲月。

基底核主要是控制運動機能，因此這種病最大的特徵就是明顯出現步行障礙。

不過這種病與原發性常壓性水腦症的步行障礙症狀有很大的不同。原發性常壓性水腦症是外八且走路搖搖晃晃，走路速度很慢。

與之相對，帕金森氏症則是開始走時步履蹣跚，得花上一段時間，一旦走起來，就會走很快而停不下來，因此經常會跌倒。這稱之為加速現象。

帕金森氏症是全身肌肉異常緊張的疾病，所以除了步行障礙，其他還伴隨有手會抖的震顫、臉部表情木然的面具臉等症狀。

不過有時也會出現憂鬱狀態，末期不會出現失智症與尿失禁也是其特徵。

在家就可以判定的檢測量表

我思考得出了一份「原發性常壓性水腦症的檢測量表」。

這分檢測是我以至今為止治療超過五百位患者的資料為基礎所做成，會給初次前來醫院的患者本人或是照護家屬做（參考第下頁）。

例如關於Q1，症狀急速惡化也是這個病的特徵。實際上，發病後一年以內急速惡化並前來醫院的病例有八成都是原發性常壓性水腦症。

Q7是四個單詞的測驗，會在正式檢查中進行，但很簡單就能做，所以在此也做為指標。

各問題總計分數若為5分以上，就有92.4％的高機率疑似是原發性常壓性水腦症。也就是說，是否為原發性常壓性水腦症，精確度頗為明確。

檢測在家中也能簡單進行，心有疑慮的人（本人或家屬）都請務必試試看。

我會以檢測量表的結果為基礎，建議患者接受最後的檢查以確定診斷。

檢查時首先會使用MRI（核磁共振攝影）或是CT（電腦斷層掃描）的

原發性常壓性水腦症檢測量表

Q1 年齡？

50 歲以下（0 分）／50 歲以上（1 分）

Q2 以前是否罹患過大腦相關疾病？

有（0 分）／沒有（1 分）

Q3 從出現症狀開始經過了多久？

不到 12 個月（1 分）／超過 12 個月（0 分）

Q4 最初的症狀是步行障礙嗎？

是（2 分）／不是（0 分）

Q5 走起路來是否外八且步履蹣跚？

是（2 分）／不是（0 分）

Q6 很多時候都在發呆，反應遲鈍？

是（2 分）／不是（0 分）

Q7 說出四種蔬菜名需要多長時間？

不到 30 秒（0 分）／超過 30 秒（1 分）

Q8 漏尿前是否有感覺到尿意？

（若是由家人回答，請確認一下本人的動作或聲音等）

有（2 分）／沒有（0 分）

總計＿＿＿＿分

總計5分以上的人很有可能是罹患了原發性常壓性水腦症。

影像檢查機器，進行大腦影像檢查。兩者都是從身體外部照射電波以及X光進行攝影，所以不會感到疼痛或痛苦。

在影像檢查中若發現以下情況，就疑似是原發性常壓性水腦症。

- 腦室變大
- 顳葉（大腦側邊）有空隙，但上方頭蓋骨部位（大腦頂端）卻沒有空隙

若經由症狀與影像檢查的判斷疑似為原發性常壓性水腦症時，接下來就要進行腦脊髓液排除測試（LTT測試）。

原發性常壓性水腦症是腦脊髓液的吸收不良、流動停滯所引起，所以我們會試著從腦脊髓液流經的通道，也就是腰部，抽取少量的腦脊髓液，暫且讓流動變好。

這也是簡單的檢查，既不痛也不花時間。

之後會進行往返走三公尺的步行測試、四個單詞測驗（舉出四種蔬菜名的測試）、MMSE（國際性失智症量表，參考第61頁）等，若發現症狀有好轉，

幾乎就可以診斷為是原發性常壓性水腦症。

為什麼不碰到頭部就可以治好症狀？

再總結一次，原發性常壓性水腦症的發展過程是「腦脊髓液的吸收惡化，流動停滯」→「沒被吸收的腦脊髓液積存在腦室，壓迫到大腦」→「大腦血流惡化」→「出現症狀」。

因此，修正疾病的根源，也就是若促進腦脊髓液的吸收，消除流動停滯的情況，症狀自然會消失。

修正這個根源的方法可以藉由手術做到。前述腦脊髓液排除測試也有測試版。

原發性常壓性水腦症的手術稱做「引流」，是在腦脊髓液的通道中用管子裝設人工旁路，藉由將之引導到不同於本來的通道，消除流動停滯的情況。

引流手術的主要種類

■ 腰椎・腰椎引流（L-L 引流）　■ 腰椎・腹腔引流（L-P 引流）　■ 腦室・腹腔引流（V-P 引流）

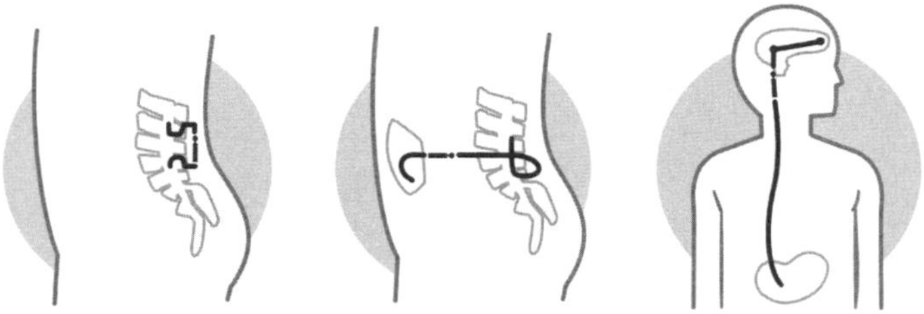

管子會通過皮膚下並固定住。使用的管子粗細為1.5mm，上面會裝設有調節流量的小幫浦。利用這個幫浦固定腦脊髓液的流動情況後，再將管子埋入皮膚之下。

雖會開個小洞以吸收腦脊髓液，只要照顧好這傷口，就可以運動、洗澡、游泳，完全不會對日常生活造成妨礙。

引流手術有好幾種方法，最普遍的還是「VP引流」，也就是用管子連結位於腦室與腹部的腦脊髓液通道。

不過，為讓管子通到腦室，必須在頭骨上開一公分左右的洞，而這會帶給患者以及家屬莫大的壓力。

因此最近有進行「LP引流」的方法，

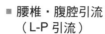

也就是用管子連結腰部的腦脊髓液通道與腹部。這個方法的好處是，完全不會去觸碰到頭部。對患者以及家屬來說，也會減輕壓力。

另一方面，ＬＰ引流也有一個難處，那就是和ＶＰ一樣，必須要進行全身麻醉。

全身麻醉會帶給身體很大的負擔，也有不少病例因是高齡人士或是罹患心臟、肺臟等其他臟器的嚴重疾病而無法接受治療。

這種時候會暫停手術，轉而採取的方式是以二～三個月一次的頻率定期來醫院，從背後抽取腦脊髓液。但是，這也會帶給患者極大的負擔，本人自不待言，家屬也很辛苦。

看到這情況，我繼續思考著「有沒有什麼方法可以不碰到患者頭部，而且也不需要全身麻醉的呢？」

結果我自己思考得出並確定的新手術就是「ＬＬ引流」。

大為減緩身心負擔的新手術

ＬＬ引流是在腰部的腦脊髓液通道與包覆腰部神經的硬膜上用管子連接起來。

開發這方法時最大的重點是，腰部的硬膜是否有吸收腦脊髓液，提示就是止痛門診（專門治療疼痛）的神經阻斷注射。

神經阻斷注射是在通過痛處的神經附近注射止痛藥。例如若是坐骨神經痛時在腰的硬膜上注射就能鎮靜疼痛。也就是說，硬膜確實會吸收藥物。

若是這樣，腦脊髓液也一定會被吸收，這種想法就是ＬＬ引流誕生的契機。

若是ＬＬ引流，只要切開沿著腰部脊骨約五公分的皮膚做局部麻醉就可以了。因為不會觸碰到頭部，也能大幅減輕患者的負擔。

我在二〇一一年初次用ＬＬ引流治療原發性常壓性水腦症，當時患者是一位七十八歲的男性。

這位病患的狀態是總在發呆，就算對他說話，也幾乎沒有反應。他坐在輪椅上，因為尿失禁，平常都包著尿布。

他雖是典型的原發性常壓性水腦症，但全身麻醉對他心臟不好，所以無法進行一般手術。因此我與他本人以及家屬商量並取得他們理解後，進行了ＬＬ引流。

手術很成功，患者在治療中也能說話，很是輕鬆。隔天，他就很有禮貌地向我們工作人員打招呼，並開始閱讀喜歡的書，甚至還會拄著拐杖，自己去廁所。

從那之後一直到現在，我針對二十二名無法做全身麻醉的病患進行了ＬＬ引流的治療，總共**有十八例的症狀（81.8％）確實獲得了改善**。

其中還包含有九十八歲與九十六歲的病患，我想，他們一定是世界上最高齡治療原發性常壓性水腦症的病例。

為了更實際掌握住此前所說原發性常壓性水腦症的治療流程，以下將介紹一個具代表性的病例。

克服被確診的阿茲海默症，回歸職場！

K先生於二〇〇二年六十歲時從國中校長退休，開始在家開補習班，但二〇〇四年一月左右開始，他忘記事情的情況突然變得很嚴重。

他會突然忘記從車站回家的路，或是想不起來家人的名字，這樣的事件逐漸變多。

進入五月後，他在補習班上課時想不起來數學公式，還要學生告訴他，重覆幾次這樣的事件後，他不得不於六月關閉補習班。

附近鄰居也說他「個性好像變了」，但就算將這件事告訴他家屬或本人，K先生也總回答說：「我很健康，不用擔心。」

約從七月開始，他走路變得外八、步履蹣跚，變得幾乎不外出。

看不下去的家屬們帶著K先生去大學附屬醫院，結果被告知確診為阿茲海默症型失智症，沒有有效的治療。

二〇〇四年十二月，因電視節目播放了「原發性常壓性水腦症的紀錄片」，他們知道了我，於是家屬隨後就帶著K先生來醫院。

根據MRI的影像診斷以及腦脊髓液排除測試，疑似是原發性常壓性水腦症，我因而判斷出要做的應對治療。

此外，在往返三公尺的步行測驗中K先生走了四十六秒，五十一步（正常是七～八秒，六～七步），在四單詞測驗中花了四十二秒（正常是在五秒以內），MMSE中則得了十四分（正常是二十五分以上。參考第61頁）。

因此我向K先生以及家屬們說明要點，取得他們的理解後，讓K先生於二〇〇五年一月住院，進行LP引流手術。

手術跟術後的恢復都很順利，K先生一個星期後就出院了。出院時他沒有拿著當初來醫院時帶著的拐杖，很有精神地走了回去。

在手術一個月後的檢查中，K先生在往返三公尺的步行測試中走了十九秒・二十二步，四單詞測試中花了二十二秒，MMSE中則獲得了二十三分，不論何者都有了很大的改善。

約三個月之後，K先生嚴重忘事等手術前的所有症狀幾乎都消失了，補習班也能重新營業。

關於引流治療的Q&A

Q 手術後的回復會經歷什麼樣的過程呢？

A 最早回復的是步行障礙與尿失禁。有不少例子是在手術隔天就可以見到效果。認知障礙一般的回復模式則是手術三個月後會漸漸改善。具體來說，明顯的變化有：說話變流暢、反應變好、笑容增加、出現幹勁等。

Q 對不是原發性常壓性水腦症的失智症來說有效嗎？

A 這無法斷言。誠如在第1章提到的，造成失智症的原因不僅限於一種，例如有不少混合型是混合了阿茲海默症、血管性失智症、原發性常壓性水腦症等。

這種情況若是進行引流手術，至少有可能改善由原發性常壓性水腦症所帶來的影響。

Q 是否有併發症的疑慮？

A 幾乎沒有，但若硬要說，可以舉出如下的可能性。

・LP引流或是LL引流手術後出現腰痛或腳痛的病例約有10％，但一～二個月內就會漸漸消失。

・也有管子細菌感染、發炎的罕見病例（7.5％）。不過幾乎都可以給予抗生素來解決。

・裝入管子的腦脊髓液通道空間狹窄，有時管子也會阻塞。機率約5～10％，本院約是五五〇例中有一例。

所有案例若不幸發生了，都能確切應對，所以請放心。

Q 若發病期已很長，動手術是否已晚了？

A 越早來醫院接受引流手術就越容易恢復，這是肯定的。我建議在出現症狀一年半以內接受手術，但就算超過這時間，手術也可能是有效的。不要放棄，重要的是要接受診察。

Q 治療所需時間與費用要多少呢？

A 住院期間包含檢查期間約兩～三週。順帶一提，手術所需時間約一小時。住院費用假設住十天（四人房），進行手術，包含手術費在內，健康保險本人只要負擔三成，約三十萬日幣左右。

Q 要去哪種醫院・哪一科接受診療？

A 診療科目有腦神經外科、神經內科、精神科等，但最好盡可能接受原發性常壓性水腦症的專門醫師診察。

不過，有專門醫師的醫療設施不多，或許無法在住家附近找到。這時候，可以去諮詢家庭醫師，尋求建議。
做為參考用，日本正壓腦水腫學會會員的醫院一覽表，可以透過以下網頁確認（http://jnph.umin.jp/about/yakuin.html）。

結語

「不想罹患失智症！」

演講時，我經常會聽到老人家說這種話。大腦疾病中，最令人恐懼的是腦梗塞（腦血管堵塞的疾病）以及腦出血，但失智症也是不遑多讓的「沒人緣」。

不過，和「牽涉生死」的腦梗塞、腦出血不一樣，不想罹患失智症的原因是「不想給家人帶來麻煩」。

這分心情，我在長年臨床現場上接觸過失智症患者與其家屬後也能深刻理解。

失智症這種病不僅是本人，也會將家屬捲進「照護」的嚴重事態中。

關於日本的失智症患者數，是以大幅超越厚生勞動省預想的進度在增加。

在該機關於二〇一五年發表的報告中，二〇一二年就已突破了四五〇萬人。

六十五歲以上的高齡者中，每七人就有一人是失智症患者。

今後，必然會更為增加，最後將會進入嚴峻的時代，例如二〇二五年有七〇〇萬人，也就是六十五歲以上高齡者中每五人有一人罹患失智症。

雖說是六十多歲，現在還正在工作。要說是精力充沛也不為過。正因為如此，對家庭以及社會的影響將無以計數。

例如光是照護的問題就是如此。從前面的統計推測，若一位患者需要一位照護者，二〇二五年共有約一四〇〇萬人，這一定會造成嚴重的問題。

本來日本少子高齡化的問題就很嚴重，若照這樣下去，此後將不可避免的會面臨照護難民或是因照護而一同倒下的更嚴峻問題。我最擔心的就是這一點。

很遺憾的是，在現今這階段，既沒有失智症的特效藥，也沒有確立值得信賴的有效療法。

再這樣的現實中，要說我們醫師該做些什麼，我認為就是「阻止疾病惡化」「稍微改善症狀，提昇一、二級程度的自立度」「減輕患者本人以及家屬的負擔」。

結語

為此，不用說，預防當然是很重要的。

我自己思考得到「ＯＫ指體操」，致力於告訴大家改善失智症的方法，也完全是為了這點。

現在對於來接受診療的患者，我會送給他們收錄有體操做法的ＤＶＤ、利用演講的機會建議他們做這套體操，但這樣做是有極限的。

我確信「ＯＫ指體操」的有效性，所以期望這套體操能幫助更廣大的人。最近我看到有老人安養中心將「ＯＫ指體操」引進做為機能訓練的一環，這也大為鼓舞了我。

此外，對於透過此次以書籍形式來傳播給大家，我也有很大的期待。

我深深祈願，因失智症而背負重擔的許多人能於閱讀拙作後減輕負擔，因而寫了這本書。

最後我要向截至本書出版都一直盡心盡力的Makino出版書籍編輯部諸位、醫療記者竹內有三先生、給予我諸多建議的媒體活用研究所代表大內優先生、多年的友人野野村宗夫先生，以及東鷲宮醫院復健治療科職員的大家，致上深深的感謝。

筆者記

參考文獻

(1)五島雄一郎編：『腦と老化』日本醫師會雜誌かラーペーヅ集，1991。
(2)長谷川和夫編：『老年期痴呆診療マニュアル』日本醫師會雜誌114(10)。
(3)長谷川和編『痴呆とケアのマニュアルその日のために…』診療新社、1995。
(4)竹內東太郎：『ボケが手術で治った』廣濟堂出版、1998。
(5)竹內東太郎他：『もの忘れを防ぐ100のコツ』主婦の友社、2002。
(6)竹內東太郎『命びろいの腦ドッタ』メデイかルレビュー社、2005。
(7)讀賣新聞醫療情報部編：『患者にやちしい醫療最前線』技術評論社、2004。
(8)石川正桓、桑名信桓、竹內東太郎他：『特發性正常壓水頭症診療がイドライ第1版』ンメデイかルレビュー社、2004。
(9)竹內東太郎他：『神經疾患、最新の治療2006~2008』、南江堂、

2006。

⑽森悦郎、新井一、石井一成、石川正桓他：『特發性正常壓水頭症診療がイドライ第2版』ンメディかルレビュー社』、2011。

⑾Takeuchi T et al: Lumbosubarachnoid-Lumboepidural Shunting in TPatients with-Idiopathic Normal-Pressure Hydrocephalus: Surgical Procedures and Follow-up Study of Cases-Technical Note. Neurol Med Chir (Tokyo) 53, 638-643、2013。

⑿竹內東太郎、笠原英司他：『特發性正常壓水頭症に對するゐ局所麻醉での腰椎くも膜下腔—腔椎硬膜外腔短絡術（第2報）—手術術式の工夫と初期設定壓の決定—』腦神經外科速報25、656-663、2015。

⒀半田肇、花北順哉：『神經局在診斷—解剖、生理、臨床—』文光堂、1982。

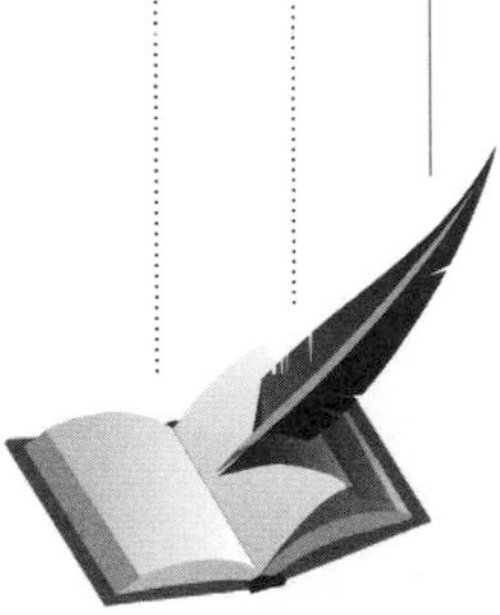

Note

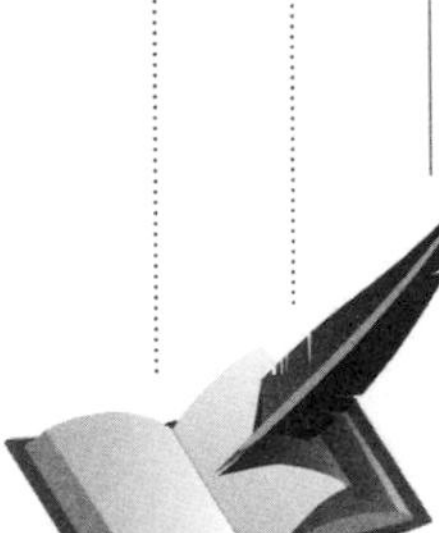

Note

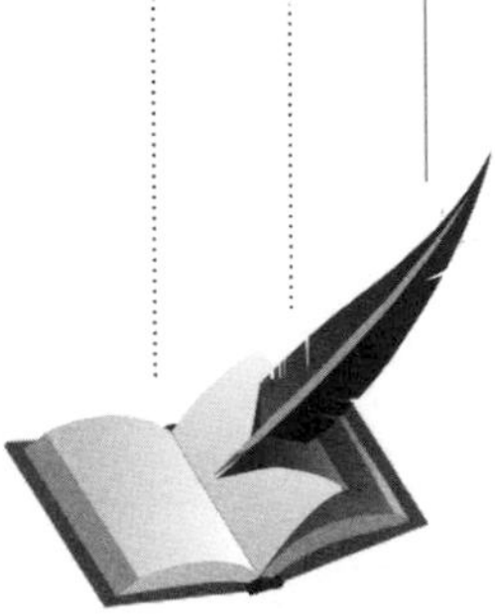

國家圖書館出版品預行編目（CIP）資料

動動手腳指，活腦不失智：腦科權威醫師教你改善大腦血流、恢復神經功能的體操！/ 竹內東太郎著；楊鈺儀譯.-- 初版. -- 新北市：世茂, 2019.04
面；　公分. --（生活健康；B456）

ISBN 978-957-8799-74-5（平裝）

1.失智症　2.健腦法

415.934　　108002509

生活健康 B456

動動手腳指，活腦不失智：

腦科權威醫師教你改善大腦血流、恢復神經功能的體操！

作　　者／竹內東太郎
譯　　者／楊鈺儀
主　　編／陳文君
責任編輯／李芸
出 版 者／世茂出版有限公司
地　　址／（231）新北市新店區民生路 19 號 5 樓
電　　話／（02）2218-3277
傳　　真／（02）2218-3239（訂書專線）・（02）2218-7539
劃撥帳號／ 19911841
戶　　名／世茂出版有限公司　單次郵購總金額未滿 500 元（含），請加 50 元掛號費
世茂網站／ www.coolbooks.com.tw
排版製版／辰皓國際出版製作有限公司
印　　刷／祥新印刷股份有限公司
初版一刷／ 2019 年 4 月

ＩＳＢＮ／ 978-957-8799-74-5
定　　價／ 280 元

Original Japanese title: NINCHISHOU WA JIBUNDE NAOSERU

Original Japanese edition published by Makino Publishing Co.,LTD.
Traditional Chinese translation rights arranged with Makino Publishing Co.,LTD.
through The English Agency (Japan) Ltd. and AMANN CO., LTD., Taipei
Printed in Taiwan